有效控糖一本通

周健　徐建方　武韬
编著

运动+营养+常识

SUGAR

U0734650

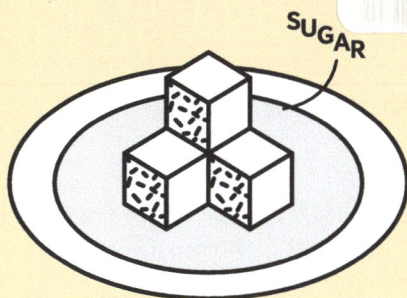

人民邮电出版社
北京

图书在版编目（CIP）数据

有效控糖一本通：运动+营养+常识 / 周健，徐建方，武韬编著. -- 北京：人民邮电出版社，2025. -- ISBN 978-7-115-66229-3

Ⅰ. R587.1

中国国家版本馆 CIP 数据核字第 2025ZU3603 号

内 容 提 要

　　本书由医生和运动专家联合撰写，他们基于丰富的学习、研究和实践经验，为具有控糖需求的人群提供了科学、系统的运动、饮食指导。本书讲解了针对该类人群的运动指南，包括合理的运动时间、可选的运动项目、安全运动的原则等；提供了满足不同需求、在家就能练的简单健身操，帮助该类人群利用碎片时间动起来，逐步建立运动习惯；介绍了适合该类人群的饮食控制关键原则与实用方法，帮助他们建立健康的饮食方式。此外，本书还介绍了控糖应了解的基础知识，如糖代谢机制等。具有了解控糖知识、方法需求的一般人群与医生、康复师等专业人士均能从本书的内容中获益。

◆ 编　　著　周　健　徐建方　武　韬
　　责任编辑　王若璇
　　责任印制　彭志环

◆ 人民邮电出版社出版发行　　北京市丰台区成寿寺路 11 号
　　邮编　100164　电子邮件　315@ptpress.com.cn
　　网址　https://www.ptpress.com.cn
　　北京建宏印刷有限公司印刷

◆ 开本：880×1230　1/32
　　印张：4.5　　　　　　　　　　2025 年 5 月第 1 版
　　字数：130 千字　　　　　　　2025 年 11 月北京第 2 次印刷

定价：39.80 元

读者服务热线：(010)81055296　印装质量热线：(010)81055316
反盗版热线：(010)81055315

目录
CONTENTS

第 3 章 | **在家就能练，几分钟也有效果的控糖操**

第 4 章　控糖不是戒糖，很多食物都可以吃

第 1 章

防控糖尿病，
应该知道这些

危险！每 9 人中就有 1 人患糖尿病

学懂血糖代谢，才能弄懂病因、做实防治

糖尿病类型多，病因与治疗大不同

不清楚诊断标准，很容易忽视病情

放任糖尿病不管，后果很严重

对照风险因素自查，提早防控

血糖控制，如何做才科学

血糖控制，做到哪种程度才合格

危险！
每 9 人中就有 1 人患糖尿病

　　根据《中国 2 型糖尿病防治指南（2020 年版）》，20 世纪 80 年代后，我国糖尿病患病率显著增加。中华医学会内分泌学分会 2015 年至 2017 年在全国 31 个省进行的糖尿病流行病学调查显示，我国 18 岁及以上人群糖尿病患病率为 11.2%，这意味着，每 9 人中就有 1 人患糖尿病！更令人担忧的是，2015 年至 2017 年的这一调查还给出了基于美国糖尿病协会（ADA）标准的糖尿病前期患病率：35.2%！上述数据表明，我国近一半的成年人存在血糖代谢异常状况。

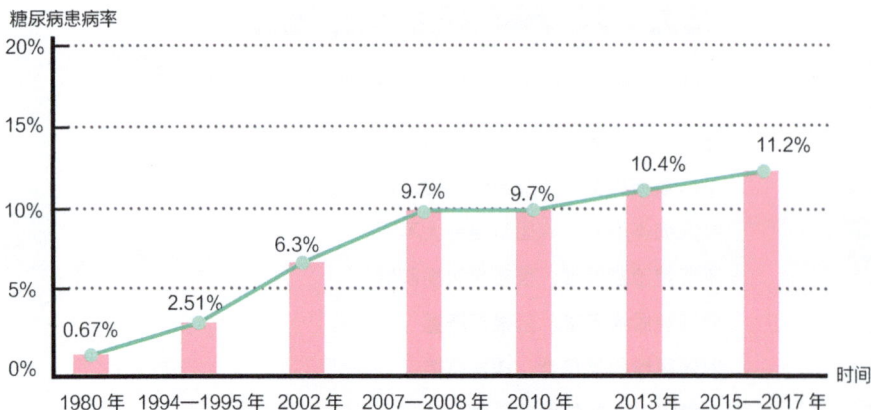

糖尿病患病率

```
20% ┤
15% ┤
10% ┤                              9.7%   9.7%   10.4%  11.2%
 5% ┤              2.51%  6.3%
 0% ┤  0.67%
    └────────────────────────────────────────────────────  时间
    1980年 1994—1995年 2002年 2007—2008年 2010年 2013年 2015—2017年
```

注：各项调查的样本年龄和诊断标准不完全相同，但也能
在一定程度上反映出增加趋势。

　　糖尿病前期的筛查与干预是防治糖尿病的关键之一。糖尿病前期患者的糖代谢已经出现异常，常常被视为"潜在的糖尿病患者"。著名的大庆糖尿病和糖耐量减低研究结果显示，不进行干预的情况下，每年有 5%~10% 的糖尿病前期患者转变为糖尿病患者。但与此同时，糖尿病前期也被视为糖尿病的"黄金逆转期"，在这个阶段积极地进行生活方式干预，有机会使糖代谢回归正常水平。

医生说

你可能处于患糖尿病的边缘，却毫不知情！

糖尿病前期是在正常血糖与糖尿病之间的高血糖状态，被视为糖尿病发病前的过渡阶段。其包括以下两种情况。

● 空腹血糖受损（Impaired Fasting Glucose, IFG）。

● 糖耐量减低（Impaired Glucose Tolerance, IGT）。

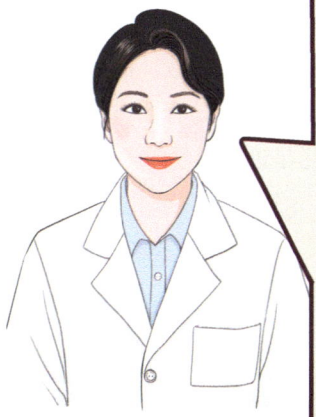

糖尿病前期患者基本没有症状，往往在常规体检或检查其他疾病时发现血糖异常。虽然血糖只是轻度升高，但其对全身大血管和微血管的损害已经开始。因此，定期体检很重要，发现血糖异常一定尽早到医院做进一步诊断。

糖代谢状态	静脉血浆葡萄糖值 /（mmol/L）	
	空腹血糖	口服葡萄糖耐量试验 2 小时血糖
正常血糖	<6.1	<7.8
空腹血糖受损	≥ 6.1，<7.0	<7.8
糖耐量减低	<7.0	≥ 7.8，<11.1
糖尿病	≥ 7.0	≥ 11.1

糖尿病是一种代谢性疾病，也是一种进展性疾病，起病隐匿，但对全身的器官系统都会产生影响，从而引发各种脏器的并发症，极大影响患者的生活质量，庞大的患者群体也给医疗系统带来了严峻挑战。因此，糖尿病高风险者、糖尿病前期患者和糖尿病患者（无论症状是否明显）都应了解一定的糖尿病知识和防治方法，重视病情，尽早进行科学干预。

医生说

约 95% 的糖尿病患者是 2 型糖尿病患者。

2 型糖尿病的病因主要是胰岛素抵抗，也被视为"身体惰性"疾病或"生活方式病"，容易发生在身体缺少活动、超重和肥胖的人身上。2 型糖尿病患者众多，但也是最有可能通过生活方式干预来控制病情的，是糖尿病防控的重点对象。

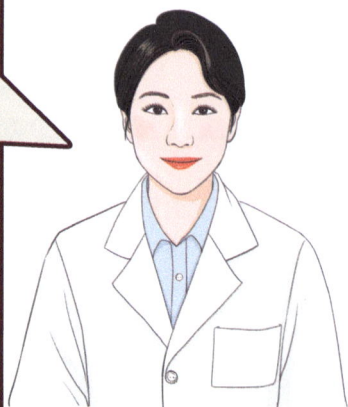

中华医学会内分泌学分会 2015 年至 2017 年的
流行病学调查的结果如下。

● 糖尿病患病率：随年龄增长，50 岁后增长更快；男性高于女性；北部地区最高，其次是西南、东北、南部、中部、东部和西北地区。

● 糖尿病知晓与治疗情况：糖尿病知晓率为 36.5%、治疗率为 32.2%、控制率为 49.2%，处于很低的水平，其中老年人知晓并接受治疗的比例较高，年轻人知晓并接受治疗的情况较差。

学懂血糖代谢，
才能弄懂病因、做实防治

糖尿病可怕，但不能"闻糖色变"。身体所需的能量，主要来自葡萄糖。了解糖类的代谢过程，看看体内的糖类来自哪里，又去向何方，有助于更好地了解糖尿病的病因和治疗原理，从而更科学地防治糖尿病。

糖类来自哪里

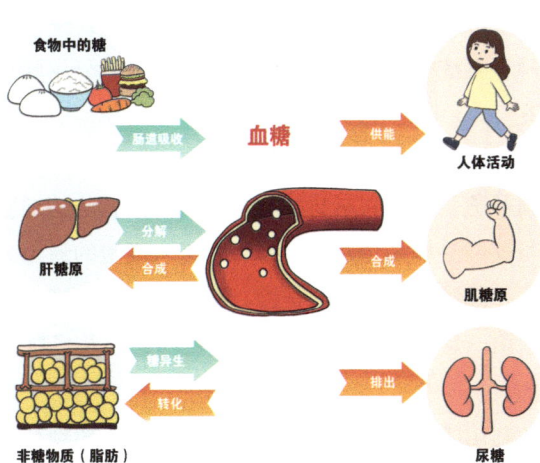

食物中的糖
血糖
人体活动
肝糖原
分解
合成
肌糖原
合成
非糖物质（脂肪）
糖异生
转化
排出
尿糖
肠道吸收
供能

我们体内的糖类，主要来源有三个。

来源1：吃的食物

这是糖类的外源性来源。例如，我们吃了一个馒头或一碗米饭，这些食物经过胃、小肠等消化道后，一步一步分解成葡萄糖。这些葡萄糖到了小肠被吸收，进入血液，成为血糖。

来源2：人体自身储存的糖

肝脏会将体内多余的糖分储存起来，形成肝糖原。当我们处于饥饿状态却不能从外界摄取营养物质或血糖不足时，肝脏储存的肝糖原就会分解为葡萄糖，进入血液，成为血糖。葡萄糖在肌肉中的储存形式则被称为肌糖原。当我们处于剧烈运动、饥饿或寒冷等需要大量耗能的状态时，肌糖原会分解为乳酸，乳酸经血液运输到肝脏，再经肝脏转化为肝糖原储存，或转化为葡萄糖进入血液，成为血糖。

来源3：糖异生

这一术语被用于描述体内的脂肪、蛋白质等非糖物质，通过在肝脏、肾脏发生一系列的变化，最终转变为葡萄糖或糖原的过程。这部分葡萄糖也会进入血液，成为血糖。

血糖的调节过程

过程1：胰岛 β 细胞分泌胰岛素

吃完饭后，人体的血糖会升高，这个变化很快就会被神经系统注意到。为了让血糖降下来，神经系统会发出指令，要求胰岛 β 细胞分泌胰岛素，这些胰岛素会进入血液。

过程2：胰岛素与细胞上的受体结合

胰岛素会跟随血液来到肝脏、肌肉和脂肪。肝脏、肌肉和脂肪的细胞上有很多受体，胰岛素要与这些受体结合，打开葡萄糖进入细胞的通道。可以将细胞视为带锁的仓库，细胞上的受体就是锁，胰岛素就是一把把开锁的小钥匙。当钥匙打开了锁，仓库的大门敞开，葡萄糖就能进入细胞。

过程3：葡萄糖进入细胞

葡萄糖进入细胞后，被利用或储存起来。储存在肝脏中的葡萄糖变为肝糖原；储存在肌肉中的葡萄糖变为肌糖原；储存在脂肪里的葡萄糖变为脂肪分子。

过程4：血糖降低，胰岛 β 细胞不再大量分泌胰岛素

血液中的葡萄糖进入细胞被利用或储存后，血糖就下降了，降到一定水平时，中枢神经系统会再次发出指令，命令胰岛 β 细胞停止大量分泌胰岛素，血糖恢复到基础水平。

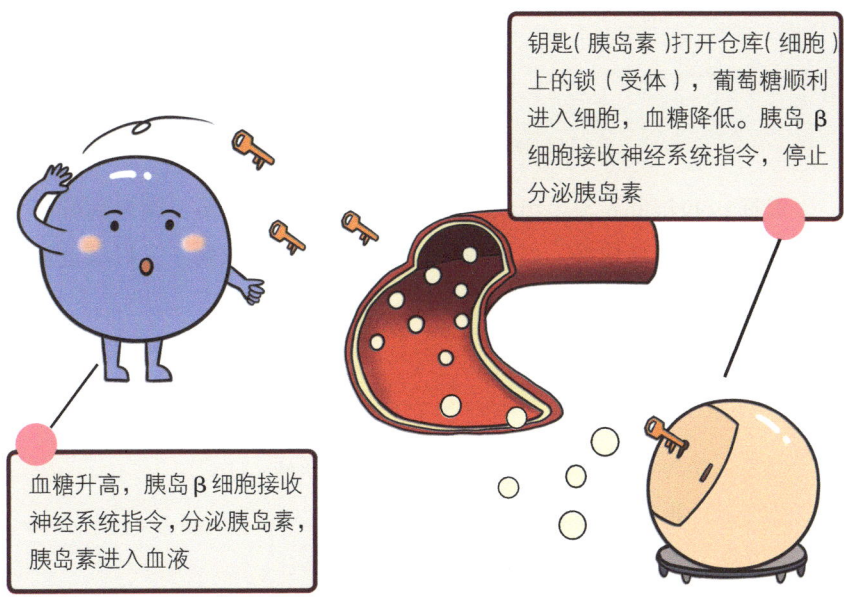

钥匙(胰岛素)打开仓库(细胞)上的锁(受体)，葡萄糖顺利进入细胞，血糖降低。胰岛 β 细胞接收神经系统指令，停止分泌胰岛素

血糖升高，胰岛 β 细胞接收神经系统指令，分泌胰岛素，胰岛素进入血液

此外，还有一部分葡萄糖会跟随血液来到肾脏，通过肾小球过滤膜，进入肾小管，又被肾小管100%重新吸收回血液。正常成年人每天通过肾小球过滤膜的葡萄糖约有180g，这些葡萄糖都会被近端小管重新吸收。肾脏对葡萄糖的重吸收在维持机体葡萄糖稳态中起到重要作用。但是肾脏重新吸收葡萄糖有一个上限，叫作肾糖阈，体现了肾脏重吸收葡萄糖的最大能力。中国正常成年人的肾糖阈为8.9~10mmol/L，如果血糖超出这个范围，肾小管就难以100%重吸收葡萄糖，部分葡萄糖会随着尿液排出体外，于是尿糖结果呈阳性。

血糖就是在身体各系统的协同作用下，经过上述过程，在一个非常窄的范围内精确地波动，保持着动态平衡。

糖尿病类型多，病因与治疗大不同

根据1999年世界卫生组织的糖尿病病因学分型体系，糖尿病可分为1型糖尿病、2型糖尿病、妊娠糖尿病和特殊类型糖尿病。它们都是糖尿病，但病因却各不相同，相应地，治疗方法也存在差异。

1 型糖尿病

别名：胰岛素依赖型糖尿病、青少年型糖尿病。

英文名：Type 1 Diabetes，T1D。

易患病人群：30岁以下人群，青少年居多。

病因

由于自身免疫系统缺陷、遗传缺陷或病毒感染等，胰岛 β 细胞数量显著减少甚至消失，胰岛素分泌显著减少或缺失，导致血糖一直处于高浓度水平。

治疗方法

降糖基本的"设备"——胰岛 β 细胞坏死，导致体内胰岛素绝对缺乏，只能借助外力——注射外源性胰岛素，让血糖降下来。

1 型糖尿病根据疾病急缓进一步分为以下 3 类。

● **暴发性 1 型糖尿病**：患者发病急促，几乎在一周内出现高血糖症状，还可能伴随感冒症状或肠胃不适症状。

● **缓发性 1 型糖尿病**：一般指成年人隐匿性自身免疫性糖尿病，这类糖尿病进展缓慢，胰岛 β 细胞被破坏的过程较慢，发病具有隐匿性且较迟，是年龄较大的成年人易患上的 1 型糖尿病。

● **经典性 1 型糖尿病**：符合大多数 1 型糖尿病患者的表现。

1型糖尿病患者有明显的"三多一少（多饮、多尿、多食，不明原因的体重减少）"症状。

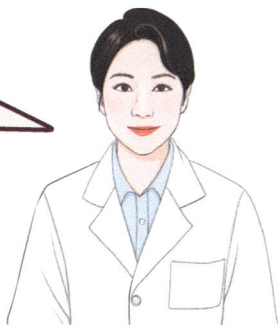

2型糖尿病

别名：非胰岛素依赖型糖尿病、成年人发病型糖尿病。

英文名：Type 2 Diabetes，T2D。

易患病人群：成年人。

病因

由先天遗传因素和后天环境因素共同作用引发。父母或兄弟姐妹患有2型糖尿病的人群很可能携带易患基因，再加上后天的不良生活方式，如久坐不动、营养过剩、高糖高脂饮食等，这类人群慢慢地就会出现胰岛素抵抗，也就是肝脏细胞、脂肪细胞、肌肉细胞上的胰岛素受体对胰岛素变得不敏感，就像锁生锈了，钥匙打不开。虽然此时的胰岛β细胞功能还正常，分泌的胰岛素没有减少，但因为细胞对胰岛素的敏感性下降，所以出现了血糖升高。中枢神经系统觉察到这种状况，要求胰岛β细胞分泌更多的胰岛素。于是胰岛β细胞只能加倍工作，分泌量持续上升，甚至达到正常人分泌量的5倍到10倍。因此，2型糖尿病患者在患病前期或病程的早期，体内的胰岛素水平高于正常人，这被称为高胰岛素血症。

在如此大量的胰岛素作用下，血糖可以暂时降至正常，糖尿病暂未发作。问题在于，胰岛素抵抗持续存在，胰岛β细胞不得不一直处于超负荷的工作状态。长期超负荷工作使得胰岛β细胞纷纷"过劳死"。随着时间的推移，当凋亡的胰岛β细胞达到一半时，胰岛β细胞已无力继续分泌超量的胰岛素了，虽然血液中胰岛素水平还保持正常甚至高于正常水平，但已经出现胰岛素的相对不足，于是血糖开始升高，糖尿病发作。如果任由病情继续进展，胰岛 β 细胞继续凋亡，在糖尿病后期，就会进入胰岛素绝对不足的状态。

2型糖尿病患者存在胰岛素抵抗的同时，还会出现胰岛素分泌延迟的现象，即胰岛素分泌比血糖升高慢一拍。肠道吸收葡萄糖进入血液在餐后1小时达到高峰，2小时后血糖开始下降，3~4小时后食物基本消化，血糖回到基础水平，正常人的胰岛素分泌与此是同步的。2型糖尿病患者胰岛素水平在餐后2小时才达到高峰，3~4小时后还保持在高水平状态，导致餐后1~2小时血糖过高，到了餐后3~4小时，也就是下一顿饭前发生低血糖的现象。

治疗方法

既然2型糖尿病的病因包含明显的不良生活习惯因素，发病机制是胰岛素抵抗、高胰岛素血症和胰岛素分泌延迟，那么要降糖，首先要纠正生活方式，如控制饮食、规律运动、积极减重增肌，来改善胰岛素抵抗，减少胰岛素过度分泌。在保持良好生活方式的基础上，药物才能发挥最大的疗效。

药物治疗的目标有五。第一，要改善肝脏细胞、脂肪细胞和肌肉细胞的胰岛素抵抗，提高它们对胰岛素的敏感性和延缓胰岛 β 细胞的凋亡；第二，由于部分胰岛 β 细胞还能工作，可以适当刺激胰岛 β 细胞继续努力分泌胰岛素；第三，可以降低肾糖阈，增加葡萄糖从肾脏随尿液排出的量；第四，可以通过延缓来自食物的葡萄糖在肠道中被吸收的速度，让血糖的升高与胰岛素的分泌时间相匹配，从而降低餐后血糖，避免下一餐前的低血糖；第五，在2型糖尿病后期，胰岛素绝对不足的情况下，需要补充注射外源性胰岛素。药物治疗的原则首先是避免低血糖，然后才降低高血糖。降糖药物可以酌情单独使用，但更多的是联合应用。有必要强调的是，适合别人的降糖药物和方案不一定适合自己，一百位糖尿病患者可能有一百种降糖方案。患者应请医生为自己制定个性化的治疗方案。

2型糖尿病具有一定的隐匿性和遗传性！

在出现胰岛素抵抗和高胰岛素血症时，身体并没有不适症状，血糖可能还在正常水平，或仅仅轻度增高，但是胰岛 β 细胞已经在超负荷工作。胰岛 β 细胞一般不可再生，如不能及早发现并及时干预，放任胰岛 β 细胞因过劳而凋亡，等到血糖达到糖尿病的诊断标准时，患者就已经牺牲了体内半数的胰岛 β 细胞，病情就不可逆了，基本需要终生用药。2型糖尿病还具有遗传性。因此，识别自己在家族史和生活习惯上是不是属于高患病风险者，对2型糖尿病的及早发现和干预非常关键。

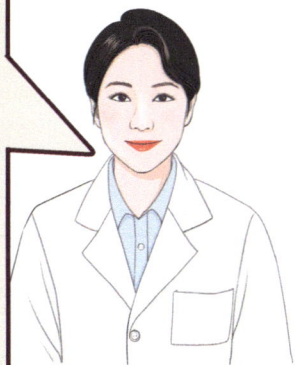

妊娠糖尿病

英文名：Gestational Diebetes Mellitus，GDM。

易患病人群：孕妇。

病因

妊娠期间，为了确保胎儿获得足够的葡萄糖，孕妇体内会发生生理性的胰岛素抵抗，从而减少自身对葡萄糖的利用。这会导致胰岛 β 细胞分泌的胰岛素代偿性增加，以使血糖处于正常水平。如果胰岛 β 细胞的代偿不足以消除胰岛素抵抗对血糖的影响，孕妇就会患上妊娠糖尿病。

治疗方法

妊娠糖尿病的主要治疗方法为控制饮食和加强运动。在二者的控糖效果不理想的情况下，可以选择胰岛素治疗。《妊娠期高血糖诊治指南（2022）》建议，增加胰岛素剂量但降糖效果不明显的情况下，可以加用二甲双胍等药物，以减轻胰岛素抵抗。

妊娠期血糖高于正常水平被称为妊娠期高血糖。妊娠期高血糖分为 3 种：孕前糖尿病合并妊娠（PGDM）、糖尿病前期和妊娠糖尿病。其中，妊娠糖尿病可进一步分为 A1 型和 A2 型。

- A1 型：通过控制饮食和加强运动可将血糖控制在理想水平。
- A2 型：需要服用药物才能将血糖控制在理想水平。

医生说

孕妇应了解并重视妊娠糖尿病。

妊娠糖尿病对孕妇和胎儿都有一定危害。对孕妇来说，妊娠糖尿病会增加患高血压、视网膜病变等疾病的风险；对胎儿来说，孕妇患糖尿病可能导致其生长受限、过快或出现其他异常。因此，每位孕妇都应重视妊娠期生理变化导致的胰岛素抵抗，严格按照产检要求监测血糖。一旦患上妊娠糖尿病，无论采用哪种治疗方法，都必须在医生的指导下实施。生产后，一些人的糖尿病症状会消失，一些人则会转为 2 型糖尿病患者。

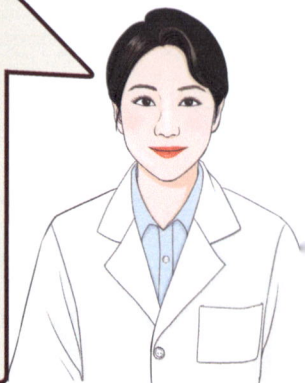

特殊类型糖尿病

除了1型糖尿病、2型糖尿病以及妊娠糖尿病以外的其他糖尿病均被称为特殊类型糖尿病。特殊类型糖尿病非常少见，可能由基因变异导致，也可能由其他复杂原因导致。根据病因，特殊类型糖尿病可分为8类：胰岛β细胞功能单基因缺陷、胰岛素作用单基因缺陷、胰源性糖尿病、内分泌疾病、药物或化学品所致糖尿病、感染、不常见的免疫介导性糖尿病、其他与糖尿病相关的遗传综合征。特殊类型糖尿病病因多样，需根据具体情况制定治疗方案。

不清楚诊断标准，
很容易忽视病情

根据《中国2型糖尿病防治指南（2020年版）》，需要结合症状，以及血糖或糖化血红蛋白（HbA$_{1c}$）数据来对糖尿病进行诊断，具体标准如下。

有典型糖尿病症状

（"三多一少"症状）

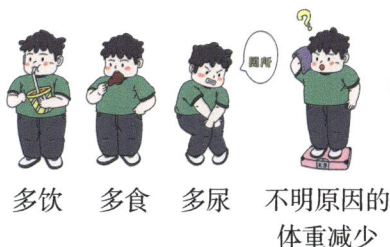

多饮　　多食　　多尿　　不明原因的
体重减少

符合以下任一条件：

随机血糖≥11.1 mmol/L；

空腹血糖≥7.0 mmol/L；

口服葡萄糖耐量试验2小时

（OGTT 2h）血糖≥11.1 mmol/L；

糖化血红蛋白（HbA$_{1c}$）≥6.5%。

如果没有糖尿病典型临床症状，需要择日复查血糖。如复查未达到糖尿病诊断标准，则需在随访中继续复查。

医生说

关于糖尿病诊断，还有一些注意事项。

　　上述血糖值均为静脉取血的血浆葡萄糖值，而非毛细血管血糖值，即指尖血的测定结果。在有急性感染、创伤或其他应激的情况下，以及在服用糖皮质激素期间，血糖会出现暂时性升高，不能依此诊断为糖尿病，须在应激过后及停药后复查确定。有些血糖测量结果单位为 mg/dL，可通过"1mmol/L=18mg/dL"这个公式将单位换算为mmol/L，再对照标准进行判断。

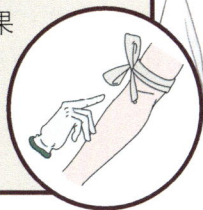

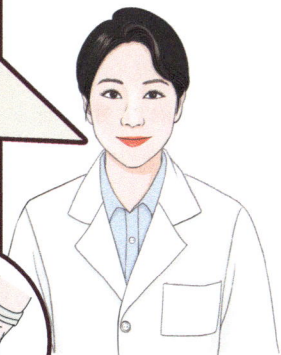

典型糖尿病症状

糖尿病典型的症状就是"三多一少"，"三多"即多饮、多尿、多食，"一少"即不明原因的体重减少，这是由高血糖诱发的一系列问题。

多饮，多尿

也就是不停喝水，频繁排尿。这是因为血糖处于高浓度水平时，人体处于高渗状态，总感觉口渴，一杯接一杯地喝水，一趟一趟地往厕所跑。

多食，不明原因的体重减少

也就是进食量很大，却越来越瘦。正常人体进食后血糖升高，在胰岛素的作用下，葡萄糖进入细胞被利用或储存，为人体提供能量。但糖尿病患者体内存在胰岛素抵抗或胰岛素不足，细胞不能摄取到足够的葡萄糖，于是就不停地给大脑发送饥饿信号，导致患者不停进食。但患者进食再多，被吸收利用的葡萄糖仍非常少，导致体重不断下降。

血液化验指标

随机血糖

一天中任意时间测得的静脉血浆葡萄糖值。

空腹血糖

空腹（至少8小时未摄入能量物质）状态下测得的静脉血浆葡萄糖值。

OGTT 2h血糖

口服75g葡萄糖2小时后测得的静脉血浆葡萄糖值。

糖化血红蛋白

血红蛋白与血清中的糖类（主要指葡萄糖）通过非酶反应相结合的产物，能反映过去3个月的平均血糖水平。

血糖诊断标准无须根据被诊断人的年龄、性别的变化而变化，对所有人来说都一样，包括婴幼儿，但有一种情况除外，就是妊娠糖尿病（专指在妊娠期患上糖尿病，不包括妊娠前已患有糖尿病的情况，具体见第 11 页）的诊断。

妊娠糖尿病的诱因是妊娠期生理变化导致的胰岛素抵抗，并不是真正意义上的糖尿病。患者如果在妊娠期做好血糖防控，生产后血糖通常会恢复正常。因此，妊娠糖尿病的诊断标准与其他糖尿病不同，具体如下。

符合以下任一条件：

● 空腹血糖 ≥ 5.1 mmol/L   ● OGTT 1h 血糖 ≥ 10.0 mmol/L

● OGTT 2h 血糖 ≥ 8.5 mmol/L

医生说

定期体检很有必要。

　　大多数 2 型糖尿病患者没有明显的"三多一少"症状，经常是体检或出于其他原因做血液检测时才发现自己的血糖异常。有的就没那么幸运了，患糖尿病许多年都不知道，直到发生眼底出血、失明或尿毒症这样的严重并发症去就诊，才发现其实已患糖尿病多年。因此，定期体检很有必要。

　　此外，糖尿病患者还可能具有乏力、视力下降等症状，出现这些症状时也应注意。

　　乏力是器官"吃不饱"的表现。没有吸收到能量，人体自然无力。再者，人体处于高渗状态，电解质会流失，整个人会感到乏力。

　　视力下降也是糖尿病患者早期出现的症状之一，因为高血糖改变了晶状体的渗透压，导致晶状体的屈光度改变，视力受到影响。

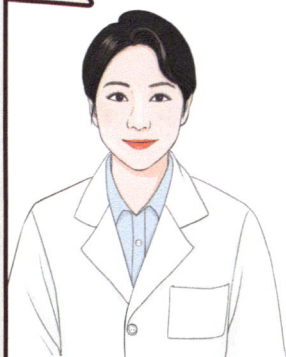

放任糖尿病不管，后果很严重

糖尿病常被称为"寂静的杀手"，"寂静"就是它可怕的地方。它不仅会悄无声息地来到人体，还会闷不作声地在体内引发一系列问题，导致全身很多器官出现并发症，就像在体内埋下的一颗颗"定时炸弹"。

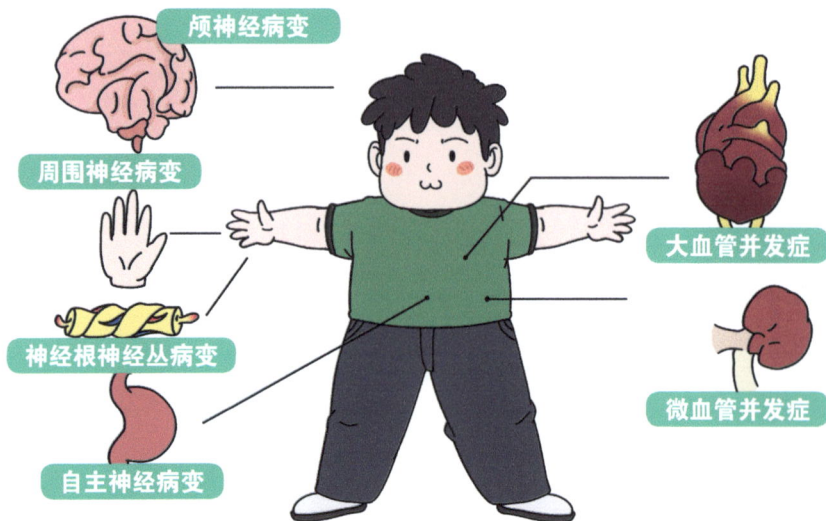

颅神经病变

周围神经病变

神经根神经丛病变

自主神经病变

大血管并发症

微血管并发症

神经病变

糖尿病神经病变是糖尿病常见的慢性并发症，包括弥漫性神经病变、单神经病变和神经根神经丛病变，影响周围神经、自主神经、颅神经、神经根神经丛等，导致下述疾病或症状，常常给患者的生活带来很大的困扰和痛苦。

周围神经病变

长期处于高血糖状态，可能会引起远端周围神经的病变，导致双侧手麻、脚麻、疼痛及感觉异常，像是有蚂蚁在爬，或戴着手套、袜套。严重时，甚至连一床被子都成了双脚不能承受之痛，这种情况被称为多发性神经炎。

自主神经病变

高血糖侵害内脏的自主神经系统。有的患者肠胃功能紊乱，出现吞咽困难、腹胀、呃逆、呕吐、便秘、腹泻；有的患者心血管神经功能紊乱，出现心动过速、直立性低血压、晕厥；有的患者泌尿生殖系统神经功能紊乱，出现排尿困难、尿失禁、尿潴留、性功能障碍；有的患者则出汗减少，甚至无汗，导致手足开裂。

颅神经病变

不同的颅神经发生病变，会分别导致上睑下垂（动眼神经）、面瘫（面神经）、眼球固定（外展神经）、面部疼痛（三叉神经）、听力下降（听神经）等。

神经根神经丛病变

引起单侧肢体明显疼痛、肌无力和萎缩。

血管病变

长期处于高血糖状态会损伤全身的大血管和微血管，并产生多种大血管与微血管的慢性并发症。

糖尿病大血管并发症个个都非"善类"。

冠心病

高血糖使冠状动脉发生粥样硬化、狭窄，直至闭塞，从而导致心肌缺血、损伤和坏死，表现为心绞痛、心肌梗死和心力衰竭。

脑血管病

高血糖使脑动脉发生粥样硬化、狭窄，直至闭塞，表现为脑缺血和脑梗死。

周围血管疾病

高血糖使下肢动脉发生粥样硬化、狭窄，直至闭塞，表现为下肢发凉、疼痛和跛行。进一步可发展为足部缺血性坏死、溃疡和感染，即糖尿病足。

医生说

糖尿病足是下肢的周围血管病变和周围神经病变共同导致的，严重者不得不截肢。

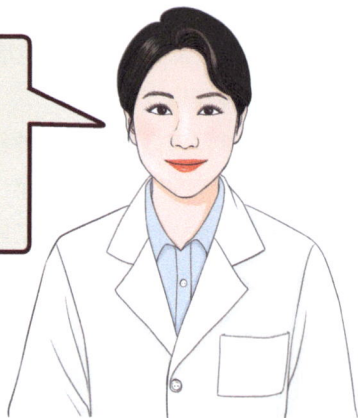

糖尿病微血管并发症主要损伤的是眼睛和肾脏。

糖尿病视网膜病变

长期处于高血糖状态，引发视网膜微血管瘤、水肿、渗出、出血和增殖；早期无症状，逐渐出现视野模糊、视力下降，进而牵引视网膜脱离，是成年人失明的主要原因之一。

糖尿病肾病

肾小球作为微血管团，长期受到高血糖的影响，会发生结构和功能的病变，导致血管内高压、高滤过和高渗透状态，出现进行性加重的蛋白尿和肾功能恶化；早期无症状，之后会出现泡沫尿、水肿、高血压、肾功能不全，是尿毒症的重要原因。

对照风险因素自查，提早防控

根据多项研究和调查的结果，2型糖尿病的易患人群包括：一级亲属有糖尿病史、年龄大于等于40岁、超重和肥胖、久坐不动、得过妊娠糖尿病或生产过巨大儿、有胰岛素抵抗相关症状等人群。

有家族史

糖尿病已被证明与遗传有一定的关系，尤其是2型糖尿病。

增龄

糖尿病患病风险会随年龄增加而升高。2007年至2008年、2010年、2013年、2015年至2017年的调查显示，60岁以上的老年人的糖尿病患病率均接近或超过20%。年龄超过40岁即被视为患2型糖尿病的高风险因素，建议定期进行相关筛查。

超重和肥胖

在中国，超重和肥胖人群患糖尿病的风险是体重正常者的2~3倍。BMI（身体质量指数）大于等于24kg/m²、小于28kg/m²被定义为超重，BMI大于等于28kg/m²被定义为肥胖。此外，中心型肥胖者患糖尿病风险也比其他人高。腰围大于等于90cm的男性和腰围大于等于85cm的女性被视为中心型肥胖者。

（糖尿病患病率）

BMI < 25kg/m²

20%

19.6%

15%

14.3%

10%

6.9%

5%

0%

2010 年　　　　　　　　2013 年　　　　　　2015 年至 2017 年　（时间）

（糖尿病患病率）

25kg/m² ≤ BMI < 30kg/m²

20%

19.6%

15%

14.7%

10%

7.4%

5%

0%

2010 年　　　　　　　　2013 年　　　　　　2015 年至 2017 年　（时间）

（糖尿病患病率）

BMI ≥ 30kg/m²

20%

20.1%

15%

13.8%

10%

8.8%

5%

0%

2010 年　　　　　　　　2013 年　　　　　　2015 年至 2017 年　（时间）

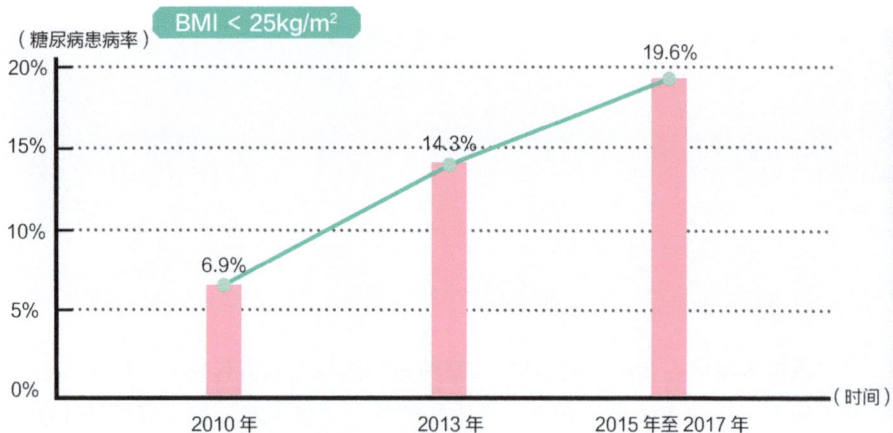

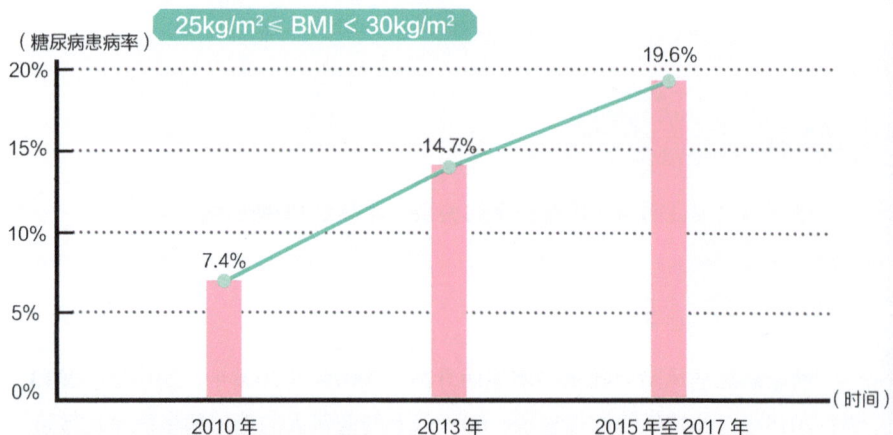

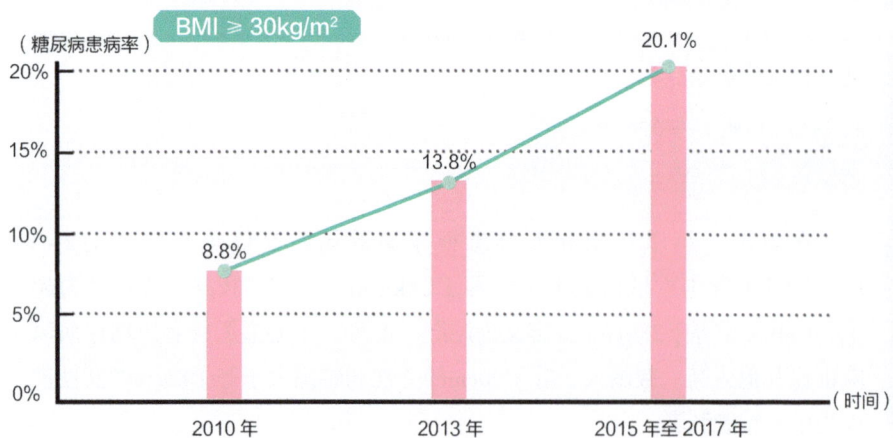

注：各项调查的样本年龄和诊断标准不完全相同，但也能在一定程度上反映出增加趋势。

$$身体质量指数（BMI）= 体重（千克）÷ 身高^2（米^2）$$

该指标能在一定程度上反映个体的胖瘦、健康程度。

久坐不动

现代久坐不动的生活方式被视为全球糖尿病危机的罪魁祸首之一。此外，不良的饮食和睡眠习惯、压力过大、抽烟和酗酒也会提升糖尿病的患病风险。

得过妊娠糖尿病或生产过巨大儿

患妊娠糖尿病或生产过巨大儿（出生体重大于4kg的新生儿）的女性容易发生胰岛素抵抗，出现血糖异常情况，患糖尿病风险提升。此外，患过妊娠糖尿病的女性再次妊娠时患该病的概率也会提升。

有胰岛素抵抗相关症状

常说的"三高"——高血糖、高血压和高血脂均与身体的异常代谢有关，有可能同时出现，因此高血压和血脂异常是与胰岛素抵抗相关的症状，其他症状还包括黑棘皮病、多囊卵巢综合征等。

除了上述因素外，儿童和青少年的糖尿病风险因素还有孕妇在妊娠期间患有任一类型的糖尿病。

血糖控制，如何做才科学

血糖控制的科学方法包括：糖尿病教育、饮食控制、运动治疗、血糖监测和药物治疗。

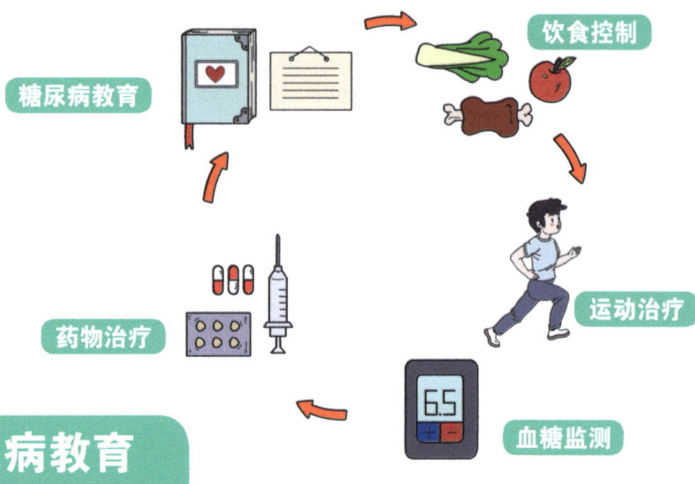

糖尿病教育

糖尿病教育的重点在于帮助患者了解糖尿病的病理、风险因素、危害和自我管理方法等，这有助于患者重视血糖控制，采用科学、合理的控制措施，并较好地执行各项控制措施。

医生说

糖尿病患者还应定期进行一些检查。

糖尿病患者还应定期进行糖化血红蛋白、尿微量白蛋白、眼底、心电图等检查，尽早发现病情变化和进展，及时采取干预措施。

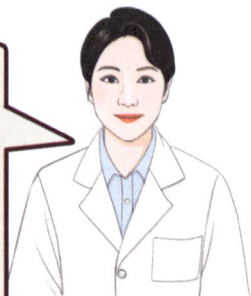

饮食控制

饮食控制是基石，可以帮助患者降低葡萄糖的摄入量和摄入速度，从源头上控制血糖。此外，饮食控制还可以帮助患者形成健康的饮食习惯，有助于维持合理的体重和整体健康，还能控制血压、血脂，因而极大延缓糖尿病的病程进展和并发症的发生。饮食控制较好的患者，加上合理的运动，还能够减少降糖药物的剂量和种类，甚至可以在相当长的一段时间内不依靠药物治疗。具体的饮食控制指导见第4章。

运动治疗

运动治疗可以帮助患者增加葡萄糖的消耗，有效降低血糖；此外，还有助于患者通过更好地控制体重，改善体成分，从而改善胰岛素抵抗。这些都有助于延缓并发症的发生和进展。运动治疗具有增强体质、舒缓情绪、改善睡眠等益处，有助于患者多方面提高生活质量。具体的运动治疗指导见第2章和第3章。

血糖监测

血糖监测可以帮助患者尽早发现血糖异动，从而及时调整控制措施，让血糖控制有据可循，更加精准。通常来说，血糖监测应遵循以下几个准则。

1.当血糖波动较大时，每天测量空腹血糖和三餐后2小时血糖。

2.当血糖较为平稳时，1至2周测量一次空腹血糖和三餐后2小时血糖。

3.注射胰岛素的患者应定期测量睡前血糖，防止夜间低血糖的发生。

4.调整饮食期间，应测量餐前、餐后血糖，根据结果调整饮食。

药物治疗

药物治疗包括多种口服降糖药、注射用的胰岛素和胰高血糖素样肽受体激动剂等，每种药具有不同的降糖机制，根据患者的具体情况单独应用或协同降糖。药物治疗应遵医嘱进行。

血糖控制，
做到哪种程度才合格

血糖控制的目标，是把血糖降下来。血糖越接近正常水平，对神经和血管的损害就越小，从而降低并发症的发生率。但前提是，避免低血糖。

2型糖尿病患者血糖控制标准：

· 糖化血红蛋白＜7%；

· 空腹血糖：4.4~7.0mmol/L；

· 非空腹血糖＜10.0mmol/L。

医 生 说

上述空腹和非空腹血糖指毛细血管血糖（指尖血），这是为了方便患者进行自我血糖监测时与标准对比。

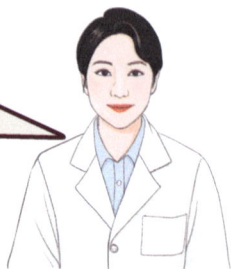

血糖控制目标也有个体化的要求，应综合考虑患者年龄、病程、有无合并症或并发症、对低血糖等不良反应的敏感性、血糖控制的积极性和用药条件等因素。对于年龄小、病程短、预期寿命长和未合并心血管疾病的患者，可以控制得严格一些，使糖化血红蛋白达到＜6.5%甚至＜6.0%的正常水平，前提是不发生低血糖。反之，具有特殊情况的患者，血糖控制要求应适当放宽。

有基础病的人，尤其是心、脑血管疾病

心脏和脑在缺血、缺氧的状态下，葡萄糖是能量供应的主要来源。如果因血糖控制得太严格，导致血糖偏低，心、脑血管功能将进一步受损。

老年人

对老年人来说，应结合基础疾病、生活质量和预期寿命等因素来调整血糖控制标准。一般来说，糖尿病慢性并发症的发生是在患病5~10年以后，但急性并发症低血糖对心、脑的损害，甚至对生命的威胁则近在眼前。所以，在避免血糖过高的前提下，可以适当放宽血糖控制要求。

第 2 章

省时不费力，人人都能坚持的运动指南

在糖尿病防控上，运动不可或缺

运动难坚持？那是你做错了

在正确的时间运动，事半功倍

可选运动有很多，适合自己最重要

运动前中后测血糖，确保安全与效果

安全运动很重要，几大原则要记牢

绝对禁忌！有这些情况立刻停止运动

让身体保持活跃的好习惯

有助于养成运动习惯的小贴士

给出现并发症人群的运动建议

在糖尿病防控上，运动不可或缺

　　运动是糖尿病防控不可或缺的一部分，这已经成为国内外糖尿病防控的共识。很多糖尿病高风险人群和患者知道预防糖尿病和控制其发展进程需要运动，但对运动重要性的了解却很浅，这是导致他们不重视运动进而不能坚持运动的原因之一。其实，运动在糖尿病防控上的作用，可能比很多人想的更重要。

　　在糖尿病预防上，国内外的相关研究结果显示，坚持每日规律运动可使2型糖尿病患病风险下降15%~60%。此外，超重和肥胖是糖尿病的风险因素之一，而规律运动有助于维持健康体重，从而降低患2型糖尿病的风险。相反，6个月不运动会导致与代谢相关的身体指标向不健康的方向发展，比如体重增加、腰围增加、胰岛素敏感性下降等。

　　据芬兰和美国的相关研究数据，饮食加运动调整可使2型糖尿病的患病风险下降58%。我国相关研究得出结论，即便是每天进行少量的运动（1次或2次20分钟的中、低强度运动，10分钟的较高强度运动，或5分钟的高强度运动）也能显著降低2型糖尿病的患病风险。

　　在糖尿病控制上，国内外的大量研究已证实，运动能有效控制糖尿病这一代谢类疾病的发展进程。运动时，不仅机体的能量消耗和不依赖胰岛素的葡萄糖摄取增加，机体还能通过减少脂肪堆积、降低脂质对细胞的毒性作用来提升机体分泌胰岛素和摄取葡萄糖的能力，因此运动可以提高细胞对胰岛素的敏感性，改善胰岛素抵抗和糖代谢。运动也可减少在糖尿病发展中起重要作用的炎症因子。此外，运动还可改善糖尿病患者的生理机能和心理状态，可显著提高其生活质量。

运动难坚持？那是你做错了

　　很多糖尿病高风险人群和患者了解运动的重要性，也尝试去运动，却难以坚持，那往往是因为其不了解运动相关知识，采取了错误的运动方式，可能导致运动带来巨大痛苦，无法持续；或者是，运动没有带来想要的效果，故而放弃。事实上，以适合自己的方式运动，循序渐进地增加运动强度和时间，会让你更加享受运动带来的乐趣，进而坚持运动，并获得理想的运动效果，形成良性循环。

　　以适合自己的方式运动至关重要，这是保证运动有效性和持久性的前提。不合适的运动无法激发你的运动兴趣，也无法给你最大化的健康益处，甚至会让你受伤。通常来说，糖尿病患者应尽可能增加每日的活动量。研究表明，有氧运动与抗阻训练相结合对于糖尿病的防控效果优于只进行二者之一。

　　推荐糖尿病患者每周进行150分钟或更长时间的中等到高强度有氧运动，最好一周运动3次或更多，可以根据自身情况选择以持续稳态或高强度间歇的形式进行健身跑、健步走、游泳、骑行等；或者每周进行2~3次中等强度的抗阻训练，2次训练之间至少间隔1天，一周的运动应能覆盖身体主要肌群。此外，糖尿病患者（尤其是老年人）还应进行一些拉伸训练和平衡训练，这些训练有助于提升功能性能力，糖尿病患者可以每周进行1~2次。这些运动建议对于糖尿病高风险人群也有重要意义。

每周推荐运动		
中等到高强度有氧运动	150 分钟或更长时间 每周 3 次或更多
中等强度的抗阻训练	每周 2~3 次 2 次训练之间至少间隔 1 天
拉伸训练和平衡训练	每周 1~2 次

对于从来没有或很长时间没有规律运动的个体来说，不必一开始就强迫自己去达到这一推荐标准，可以从每天运动5~10分钟开始，循序渐进地提升运动量。对于运动时间不充足的个体来说，在忙碌的工作日，可以将每日总运动量进行适当拆解，将其安排在运动效率更高的时段，从而高效进行多段单次不用花费太多时间的运动；而在时间相对充裕的休息日，再选择适合自己的项目，进行较长时间的结构化运动。对于习惯久坐生活方式的个体来说，可以从减少久坐时间，尝试建立让身体保持活跃的好习惯开始，逐渐培养更加积极、活跃的生活方式。

医 生 说

"运动零食"对于糖尿病防控具有积极作用。

"运动零食"指用时很短、非结构性的运动。我们可以在学习、工作的间隙或餐后，很方便地进行这类运动，而省去了专门为运动腾出时间、寻找场地、更换衣服等方面的麻烦。这类运动有助于打破久坐状态，减少久坐时间以及提升餐后运动的概率。很多研究已经证明，"运动零食"能为2型糖尿病患者带去益处。

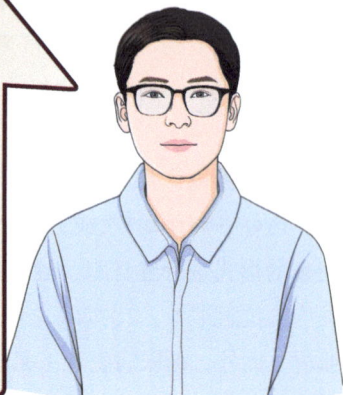

本书的第3章提供了简单的控糖操，能帮助个体舒展身体，消耗能量，强化肌肉，提升心肺功能和身体灵活性、平衡性。无论是糖尿病患者还是糖尿病高风险人群，都既可以将其作为中断久坐的短时运动、忙碌工作日的碎片时间运动，也可以将其作为结构化运动的一部分。从最简单的改变开始，一步步形成适合自己的运动方案，逐渐建立起健康的生活方式，你就会发现运动已成为生活的一部分。

在正确的时间运动，事半功倍

在控糖效果更好的时间运动，会让运动效率更高。

多项研究证明，餐后进行中低强度的运动，能有效地稳定餐后血糖。因此，推荐在餐后30~60分钟，也就是血糖峰值（通常在餐后90分钟内）来临之前进行适度运动，以避免血糖升高，保护血管免受过量葡萄糖的破坏。此外，每餐后都进行适量运动，会比仅在一餐后完成同样的总运动量更有效。如果用餐时间较长，如进行家庭聚餐或与朋友聚餐时，则应在餐后立即进行运动。而对于使用胰岛素的个体来说，必须谨防餐后运动可能导致的低血糖，应避免在餐后2小时内运动；同时运动时应有同伴。

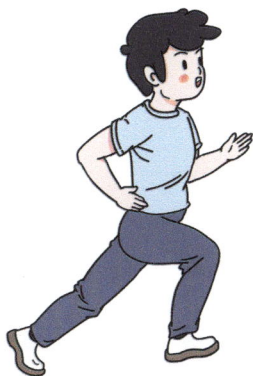

推荐运动时间

餐后30~60分钟，也就是血糖峰值（通常在餐后90分钟内）来临之前。

还有研究结果显示，下午运动对血糖的改善效果更好，但相关机理尚不明晰。一些研究人员认为这一结果可能是激素的日常变化和昼夜节律导致的，与机体的胰岛素敏感性在下午相对更高有关。此外，还有一些研究人员认为，下午运动会导致晚间的血糖和血脂降低，甚至持续整晚，这对身体非常有益。

要特别注意的是，在空腹、身体疲劳或患急性疾病的情况下，应暂停运动，多加休息。

可选运动有很多，适合自己最重要

抗阻训练

　　抗阻训练是对身体施加一定的阻力，让身体产生积极的生理适应的训练方式。阻力可以来自固定器械，如杠铃、哑铃等自由重量，弹力带、弹力绳等可变阻力器械，或者自身体重。研究证明，抗阻训练可以提升2型糖尿病患者的肌肉力量、胰岛素敏感性，改善体成分以及血糖、血压和血脂。在每次训练中，推荐每项练习每组重复10~15次，进行1~3组。随着运动能力的提升，可适当地增加阻力、组数、重复次数。

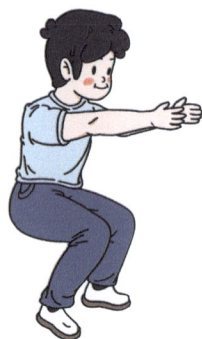

拉伸训练

　　拉伸训练有静态拉伸、动态拉伸等多种形式。很多糖尿病患者，尤其是老年人，会出现关节活动受限的问题，影响其进行日常活动和参与运动。拉伸训练能够提升肌肉的柔韧性，改善关节受限问题，有助于糖尿病患者更好地参与需要一定柔韧性的日常活动和运动。此外，拉伸训练难度和强度较小，可以作为身体状况较差、难以进行更难运动的个体尝试开始规律运动的途径。在进行拉伸训练时，应让目标肌肉有中等程度的牵拉感，不应让其产生疼痛感。

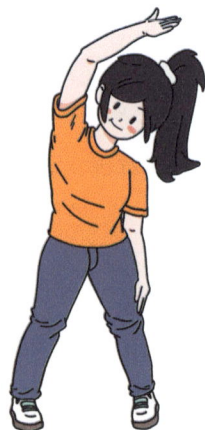

平衡训练

平衡训练有助于提升身体控制和保持姿势的能力，而该能力对于防止跌倒、进行需要平衡性的日常活动和运动意义非凡。可以通过单侧肢体支撑的方式或借助平衡垫、BOSU球等平衡训练设备来进行平衡训练。该类型训练对于糖尿病患者，尤其是并发周围神经病变的患者和老年患者来说非常重要。需要格外注意的是，平衡训练可能导致跌倒，因此刚开始训练时确保身边有随时可以抓握的固定物体。跌倒风险较高的个体应有人陪同训练。

健步走

健步走是一项不受时间、场地限制且几乎适合所有人的有氧运动方式，是大多数国内外糖尿病运动指南推荐的首选运动。健步走时，要注意使用正确的走路姿势：核心收紧，躯干挺直；双臂前后摆动；臀部发力，带动脚向前迈，脚尖稍外旋；落地时，重心落在脚跟，然后快速过渡到前脚掌。

一些研究证明，健步走的速度影响糖尿病防控效果，因此推荐以较快步速（4.9~6.4km/h）或大步快走（步速大于6.4km/h）的形式进行健步走。

健身跑

健身跑也是一项不受时间、场地限制的有氧运动方式，深受很多糖尿病高风险人群和患者的喜爱。健身跑时，也要注意姿势正确：核心收紧，躯干挺直；双臂前后摆动，双手位于腰部附近，肩部放松且保持水平；臀部发力，带动脚向前迈，步伐轻快；落地时，脚落在重心下方，而不是过于靠前的位置。

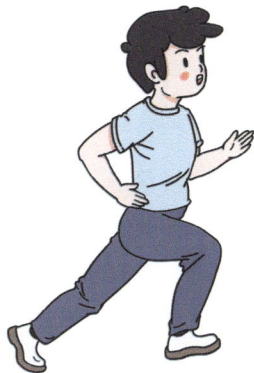

骑行

骑行是一项对膝盖和脚踝冲击相对较小的有氧运动方式。骑行前，应选择尺寸适合自己的自行车，并根据自己的体形调整座椅和车把，以获得安全、舒适的骑行体验。骑行时，避免骨盆正对前方、含胸驼背、颈部前伸等错误姿势，注意放松肩颈和手臂。

游泳

游泳是一项可以在水中进行的有氧运动形式，不会像走路、跑步等在陆地上进行的运动一样，给身体关节带去较大的压力。它是一项能同时锻炼全身的运动，非常高效。此外，水产生的压力还能为身体带去额外的好处。

球类运动

球类运动多种多样，较为常见的包括篮球、足球等团体运动项目和羽毛球、乒乓球等个人运动项目。球类运动趣味十足，且能带来非常多的健康益处：增强肌肉力量、提升心肺功能、增加能量消耗、优化BMI等，有助于控制血糖和提升整体健康水平。必须注意的是，球类运动，尤其是球类比赛，往往强度较高，在运动之前请确保身体可以承受，并在运动期间时刻关注身体状况。

太极拳

太极拳是一项中国传统运动，将身体活动与呼吸相结合，包含平衡训练、拉伸训练和抗阻训练元素。研究证明，太极拳可以改善2型糖尿病患者的血糖、降低其BMI、提高其平衡性、减轻其神经病变症状。太极拳的节奏较慢，对关节的压力较小，非常适合老年人，也适合不喜欢那些会让人气喘吁吁和大汗淋漓的运动的个体，以及可能因身体状况或受伤而无法完成较为剧烈的运动的个体。但需要注意，太极拳中有些动作会对膝关节产生一定压力，膝关节不适的个体应规避这些动作。

瑜伽

瑜伽是一项有着悠久历史、有助于调节身心的运动，能有效提升个体的柔韧性、肌肉力量和平衡性。研究证明，瑜伽可以改善2型糖尿病患者整体的血糖、血脂和体成分。瑜伽类型多样，可以选择节奏较慢、体式难度较低的，避免进行热瑜伽、高温瑜伽等。此外，还要在体式转变时格外注意，避免体位突然变化、血压降低导致眩晕；不要强迫自己去做超出自身能力的体式，避免受伤；避免倒立体式等会升高眼压的体式。

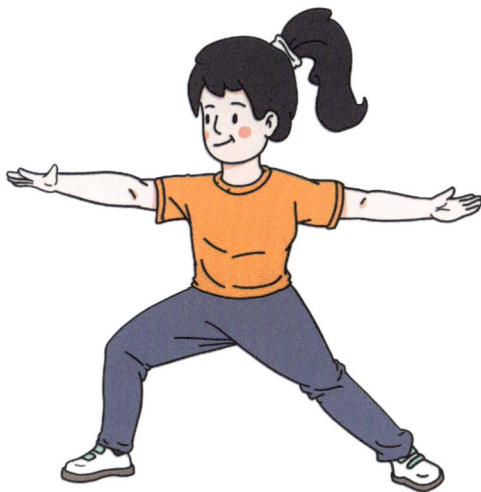

运动前中后测血糖，确保安全与效果

刚开始运动的时候，应在运动之前、期间和之后测血糖。

在运动之前测血糖，有助于了解自身的血糖水平，确定自己的身体状况是否适合运动。血糖过高或过低，都不适合运动。如运动前血糖小于5.6mmol/L，应进食一定量的碳水化合物后再开始运动。

在运动期间测血糖，有助于及时发现低血糖的情况。尤其是在运动时间很长的时候，应该每隔30分钟就测一下血糖。

> 运动期间的低血糖信号很容易被误以为是积极锻炼应有的身体反应，包括心跳很快以及感到很疲惫、饥饿等。身体有任何不舒服（除了上述反应，还有头晕、视力模糊、舌头发麻等），应立即停止运动，测量血糖。

在运动之后测血糖，将该血糖值与运动前的血糖值进行比较，能帮助确定运动是否有效，以及运动的强度、时长等是否适合自己等。运动后不要马上测血糖，应等30~60分钟，待血糖稳定时再测。运动后血糖降低不明显，说明当前的运动强度可能不够；血糖不降反升，说明当前的运动强度可能过高。运动后的24小时内，血糖可能因身体储存肌糖原和肝糖原而下降，因而还应坚持常规的血糖测量。

医 生 说

易发生低血糖的患者应做好运动前中后的血糖监测！

做好监测，才能有效预防运动中、后低血糖的发生。若运动时间较长，应每30~60分钟测一次血糖。如有必要，运动后的血糖监测应持续至运动后12小时甚至更久的时间。

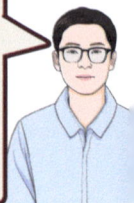

安全运动很重要，
几大原则要记牢

进行健康评估

在开始运动之前，务必进行一次身体检查，包括检查血糖相关指标和各类糖尿病并发症相关指标，请医生评估是否可以运动并给出一定的安全建议。此外，还需要对身高、体重、腰围、臀围、心率等进行测量，这些指标既关乎运动安全，也能帮助我们了解身体的基线水平，以此为依据来设计、调整运动方案。

运动前做好各项准备

运动前一定要仔细检查所使用的场地和器械，排除安全隐患；准备与要进行的运动相匹配的鞋服，保证运动安全，提升运动效率。更重要的是，要随身携带写清楚自己身体基本状况（如糖尿病病情、血型等）的医疗卡。一旦发生需要急救的紧急情况，医疗卡将为急救医生提供宝贵的信息。此外，还需要携带补液、补糖物质，在运动中及时补液，发生低血糖时及时补糖；做好运动前的热身。

运动中关注身体状况

糖尿病患者，尤其是有并发症的患者，在运动中必须时刻关注身体状况，一旦感觉不适，应立即停止运动，采取必要的应对措施。如有需要，及时就医。此外，运动中应集中注意力，谨防意外发生。

医 生 说

糖尿病患者应掌握基本的紧急情况处理方法。

· 低血糖：立即摄入含 10~15g 碳水化合物的食物；若 15 分钟后血糖仍低于 3.9mmol/L，应再次摄入含同等量碳水化合物的食物。
· 血压显著升高：舌下含服硝苯地平。
· 如冠心病心绞痛发作，服用硝酸甘油。
· 运动创伤：根据 PRICE 原则进行处理。

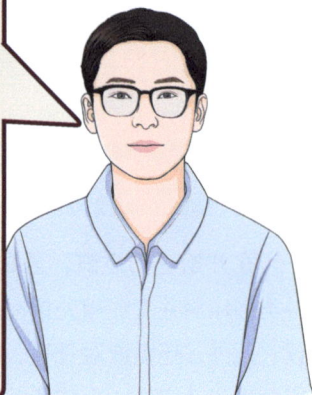

PRICE 原则

保护（Protection）：对患处进行保护，以免进一步受伤。

休息（Rest）：停止运动，让患处得到休息。

冰敷（Ice）：对患处进行冰敷，以减轻症状。

加压（Compression）：对患处进行加压处理，以减轻症状。

抬高（Elevation）：将患处抬至高于心脏的位置，以促进血液回流。

做了上述处理后，如仍感不适，应及时就医。

运动后关注血糖变化

运动后一定要关注血糖的变化，谨防低血糖这一危险情况的发生。如果经一段时间运动后，血糖仍较高，应对运动方案进行适当的调整。此外，还要注意运动后放松。

绝对禁忌！
有这些情况立刻停止运动

有以下情况的糖尿病患者不应进行运动。这类患者应待身体好转后，遵医嘱运动。

不应进行运动的情况

- 血糖超过 16.7mmol/L

- 尿酮体阳性

- 有明显的低血糖症

- 血糖波动大

- 发生急性感染，特别是发热时

- 有尚未控制住的高血压（高压超过 180mmHg 或低压超过 120mmHg）

- 心功能不全较为严重，稍微运动一下就感到胸闷、气喘

- 有严重的糖尿病、肾病和眼底病变

- 有新近发生的血栓

让身体保持活跃的好习惯

选择低碳出行方式

对于每日都需要出行的人来说，选择低碳出行方式是提升每日活动量的高效方法。当出行距离不太远时，可以选择步行或骑自行车，二者都是很好的有氧运动，可以锻炼身体、增强心肺功能；当出行距离较远时，可以选择乘坐公交、地铁等公共交通工具，等车、乘车时适当站立、走动也是一种活动身体的方式。

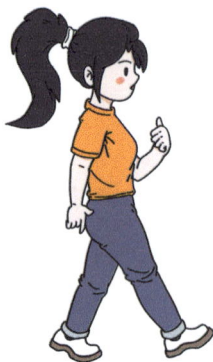

等车时活动下身体

在空间允许的情况下，完全可以利用在车站等车的时间，简单地活动身体，如做1次5分钟的控糖操。即便是花一点时间做几个简单的拉伸动作，对身体也是有好处的。

坐半小时起身活动

久坐对健康的危害极大，它会让身体处于不活跃的状态，导致肌肉减少、脂肪堆积、代谢水平降低；增加颈椎和腰椎的压力，导致肌肉僵硬和疼痛；让下肢血液循环不畅，提升心血管疾病的患病风险。对于糖尿病患者而言，上述危害都对血糖控制和病程控制极为不利。做半小时起身活动则有助于减少久坐对身体产生的不良影响。

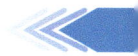

走楼梯代替坐电梯

　　走楼梯是一种非常好的锻炼身体的方式，有助于增强心肺功能、提升肌肉力量和耐力。走楼梯时主要动用下肢的大肌群，热量消耗多，运动效率高。在办公楼、住宅楼、商场里，用走楼梯代替坐电梯，能大大增加每日活动量。但需要注意的是，走楼梯时尽量全脚掌踩台阶，保持脚踝稳定；膝盖与脚尖方向一致，不内扣，也不外翻；下楼梯时坐电梯，这些都有助于保护膝盖。有膝关节不适的个体不建议走楼梯。

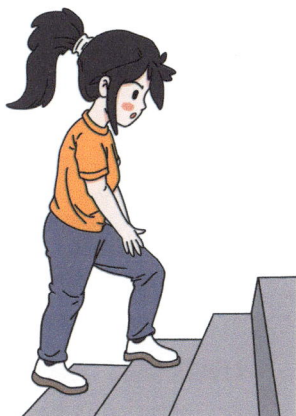

饭后适当动一动

　　餐后进行适当的运动有助于抑制血糖升高，保持血糖平稳。对于时间不充裕的上班族、学生等人群，饭后花几分钟时间进行简单运动，如做控糖操、散步、爬楼梯等，也能带来意想不到的效果。

做一些家务活

　　做一些简单的家务活，如扫地、拖地、擦桌子等，也有助于打破久坐状态，提高每日活动量。尤其是每次吃完饭后，即刻起身去做一些家务，对于血糖控制极为有利。

遛一遛宠物

　　每天都预留出一定的时间外出遛一遛宠物，有助于养成每天进行户外运动的习惯。如有可能，可将遛宠物的时间安排在晚饭后，这对血糖控制很有帮助。此外，充分享受这一段与宠物共度的户外时光，有助于改善心理状态。

有助于养成运动习惯的小贴士

制订切实可行的计划

结合自己的实际情况，制订切实可行的运动计划。首先，结合自己的血糖和饮食、用药情况，确定合理的运动量，不要追求过大的运动量，这反而对健康有害。其次，结合自己的身体情况、运动水平、可用时间等来制订计划，例如，当工作较忙、可用时间较少时，可将每日运动量拆解，多进行几次持续时间短的运动。

选择适合自己的运动

有兴趣且有能力进行的运动才是适合自己的。选择有兴趣的运动，才能充分享受运动的乐趣，从而更好地坚持运动；选择有能力进行的运动，才能安全、有效地运动，获得最大的健康收益。

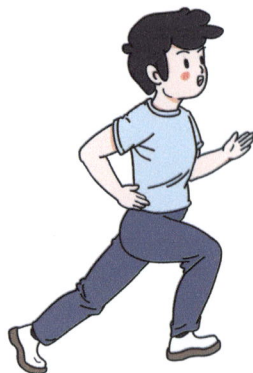

随时根据状态调整计划

尽可能坚持计划，但也不要死板地执行计划。在身体、时间不合适的时候，可对计划进行一些调整，而不是强迫自己去执行，抵触心理不利于运动习惯的养成，也可能会影响运动效果。例如，当你外出就餐的时间和既定的运动时间冲突时，可以将运动时间延后，并根据就餐情况适当增加运动量，让计划适应当下情况。

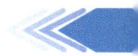

给自己适当奖励

完成阶段性的目标（例如，坚持运动了1个月、血糖稳定或下降了一些）后，可以给自己适当的奖励，如期待已久的鞋子、电子产品、旅行等。适当时机的外在奖励是一种积极的强化，有助于运动习惯的建立。

与朋友、家人一起运动

不喜欢独自运动的人可以找家人、朋友一起运动，相互监督和鼓励，这既有利于运动习惯的养成，还有利于增加与家人、朋友的交流，增进彼此之间的感情。不排斥与陌生人一起运动的人还可以参与一些团体运动或课程，在这个过程中，既能锻炼身体，还能结交志趣相投的朋友。

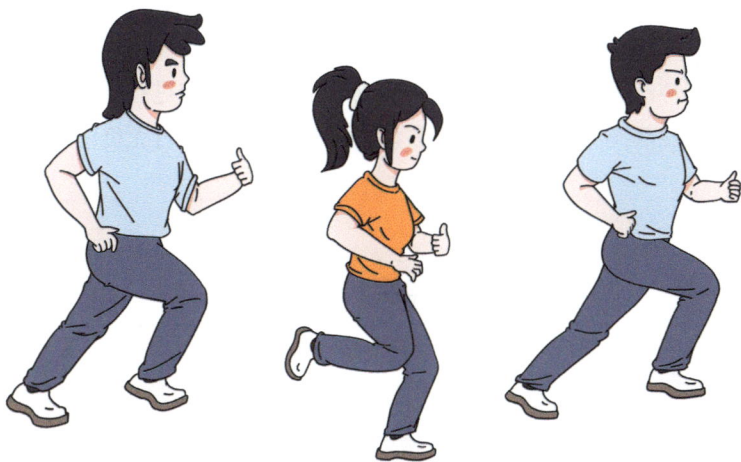

给出现并发症人群的运动建议

出现并发症的糖尿病患者应在开始运动前咨询医生对运动的建议，必要时需在专业人士的指导下运动。以下为《中国糖尿病运动治疗指南》对出现并发症的糖尿病患者的运动建议，供参考。

给神经病变患者的运动建议

累及心血管系统、自主神经病变较严重的糖尿病患者禁止运动，因为他们在运动中容易发生急性心血管事件。

累及其他脏器、自主神经病变较严重的糖尿病患者应在运动前进行ECG应激试验，筛查心脏血管方面的异常。该类患者应在专业人士指导下运动。

有周围神经病变但没有急性溃疡形成的糖尿病患者应进行中等强度的力量训练。有足部损伤或开放性疮、溃疡的糖尿病患者应进行无负重的上身力量训练。

ECG（心电图）应激试验

让患者在心电图监控下进行步行或跑步等运动，通过心电图变化，评估患者在运动状态下的心脏功能水平。

给大血管病变患者的运动建议

合并心脏病、心肌病的糖尿病患者应进行强度较小的运动，然后根据身体反应循序渐进地进行调整。推荐进行健步走、骑行、太极拳等节奏较慢且能使上、下肢大肌群活动的运动，不建议进行强度过大、速度过快的剧烈运动。

对于合并高血压的糖尿病患者来说，高压大于等于180mmHg或低压大于等于120mmHg时，禁止运动；将高压控制到小于等于160mmHg、低压小于等于110mmHg时，应在专业人士的监督下进行中、低强度的健步走、骑行、游泳、太极拳等运动，避免进行高强度运动或憋气动作，防止血压升高。

合并新近发生脑血管意外并有肢体偏瘫的糖尿病患者，应先进行脑卒中常规肢体康复训练。该类患者体能有所恢复后，可在专业人士指导下进行常规运动。

糖尿病足患者应注意减轻病变部位的压力，不可让该部位长时间负重，因此要尽量避免进行需要长时间站立的运动。可以考虑进行针对上身肌肉的训练，以增加整体的肌肉含量，提升胰岛素敏感性。此外，无论是在运动中还是生活中，都要穿着合适的鞋子，格外注意对足部的保护，以免受伤。

给微血管病变患者的运动建议

视网膜病变患者在开始运动前应对眼睛进行一次全面的检查，并在专业人士指导下运动。增殖性视网膜病变患者或病情严重的非增殖性视网膜病变患者具有玻璃体积血和视网膜脱落的风险，不可进行高强度的有氧运动或力量训练。此外，该类患者在进行户外运动时，要格外注意对眼睛的保护。

糖尿病肾病患者应在运动前进行ECG应激试验，检测心血管病、异常心率和血压反应。在进行运动时，糖尿病肾病患者应以中、低强度运动为主，避免憋气动作，防止血压升高。此外，该类患者要关注自己的血压、肾功能、电解质和酸碱平衡。

第 3 章

在家就能练，
几分钟也有效果
的控糖操

赶走僵硬与疼痛的简单伸展操

增加血糖消耗的简单肌力操

强健心肺、高效减重的简单有氧操

灵活关节、提升平衡能力的简单功能操

赶走僵硬与疼痛的简单伸展操

	动作名称	锻炼量	
简单伸展操A，唤醒僵硬身体	1 头部倾斜	20 秒 / 侧 ×2~3 组	间歇 2 分钟
	2 头部斜下倾斜	20 秒 / 侧 ×2~3 组	间歇 2 分钟
	3 背后握臂头部倾斜	20 秒 / 侧 ×2~3 组	间歇 2 分钟
	4 侧向伸展	20 秒 / 侧 ×2~3 组	间歇 2 分钟
	5 跪姿双臂伸出	20 秒 ×2~3 组	间歇 2 分钟
	6 坐姿抱腿	20 秒 ×2~3 组	间歇 2 分钟
简单伸展操B，缓解久坐疼痛	1 坐姿扭转	20 秒 / 侧 ×2~3 组	间歇 2 分钟
	2 静态仰卧腿扭转	20 秒 / 侧 ×2~3 组	间歇 2 分钟
	3 眼镜蛇式	20 秒 ×2~3 组	间歇 2 分钟
	4 坐姿 4 字拉伸	20 秒 / 侧 ×2~3 组	间歇 2 分钟
	5 弓步拉伸	20 秒 / 侧 ×2~3 组	间歇 2 分钟
	6 坐姿蝶式	20 秒 ×2~3 组	间歇 2 分钟
简单伸展操C，释放身心压力	1 头部转动	20 秒 / 侧 ×2~3 组	间歇 2 分钟
	2 坐姿头部倾斜	20 秒 / 侧 ×2~3 组	间歇 2 分钟
	3 瑞士球仰卧伸展	20 秒 ×2~3 组	间歇 2 分钟
	4 瑞士球侧向伸展	20 秒 / 侧 ×2~3 组	间歇 2 分钟
	5 婴儿式	20 秒 ×2~3 组	间歇 2 分钟
	6 卧式 4 字体形	20 秒 / 侧 ×2~3 组	间歇 2 分钟

简单伸展操 A，唤醒僵硬身体

头部倾斜

锻炼量

20 秒 / 侧 × **2~3** 组
间歇 **2** 分钟

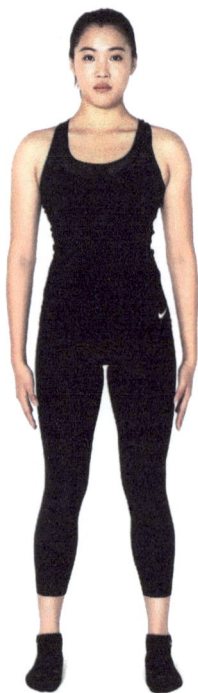

呼吸
全程保持均匀
呼吸。

1 双脚开立，约与肩同
宽，脚尖向前。

动作不宜过快，注意
感受肌肉的牵拉感

双肩下沉

保持呼吸

2 头最大限度地向一侧倾斜，同侧手
臂屈曲，越过头顶扶住头的正侧
面，轻轻地向同侧肩膀下拉至目标
肌肉有中等程度的牵拉感。规定时
间内保持姿势。换至对侧重复以上
步骤。

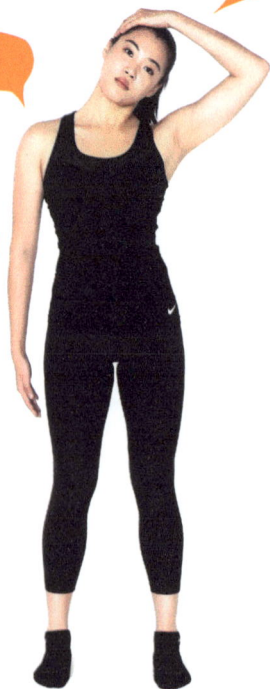

头部斜下倾斜

呼吸
全程保持均匀
呼吸。

锻炼量
20 秒 / 侧 × **2~3** 组
间歇 **2** 分钟

1 双脚开立，约与肩同宽，
双臂自然垂于身体两侧。

动作不宜过快，注意
感受肌肉的牵拉感

双肩下沉

保持呼吸

2 头部向一侧斜下倾斜同侧手越过
头顶扶住头的后部，轻轻地向斜
下角腋窝下拉至目标肌肉有一定
程度的牵拉感。规定时间内保持
姿势。换至对侧重复以上步骤。

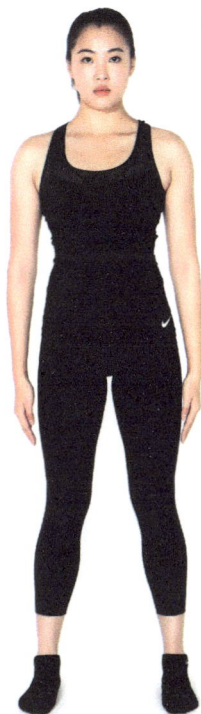

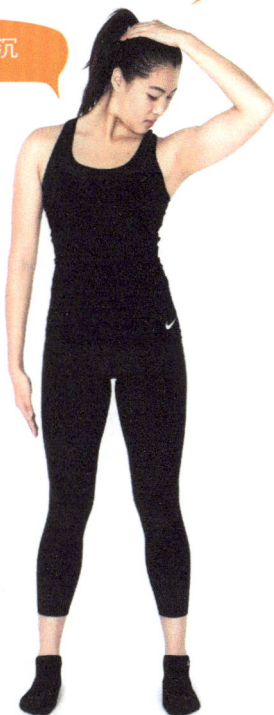

背后握臂头部倾斜

锻炼量
20 秒 / 侧 × **2~3** 组
间歇 **2** 分钟

呼吸
全程保持均匀
呼吸。

1 双脚开立，约与肩同宽，脚尖向前。

动作不宜过快，注意感受肌肉的牵拉感

双肩下沉

保持呼吸

2 头最大限度地向一侧倾斜，同侧的手握住对侧手臂腕部并向下拉至目标肌肉有中等程度的牵拉感。规定时间内保持姿势。换至对侧重复以上步骤。

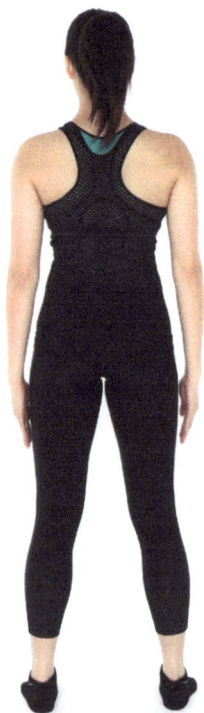

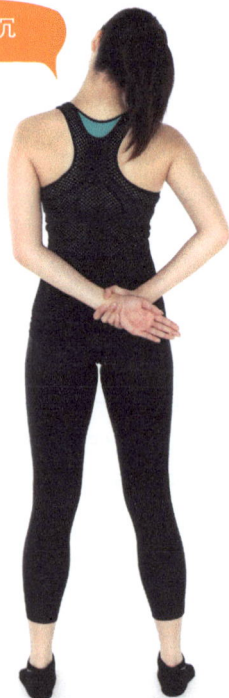

侧向伸展

锻炼量

20 秒 / 侧 × **2~3** 组
间歇 2 分钟

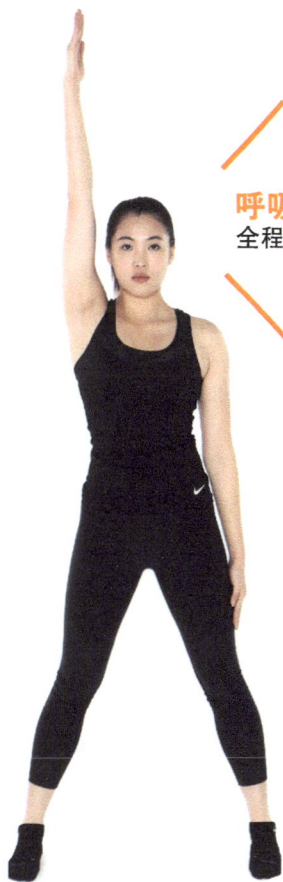

呼吸
全程保持均匀呼吸。

1 双脚开立，比肩宽，一侧手臂伸过头顶，对侧手扶住同侧大腿。

身体不要前倾、后倾

2 躯干向伸直手臂的对侧倾斜至目标肌肉有一定程度的牵拉感。规定时间内保持姿势。换至对侧重复以上步骤。

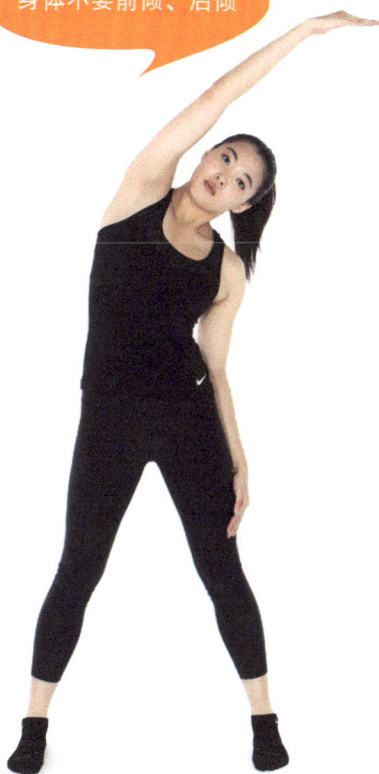

跪姿双臂伸出

锻炼量

20 秒 × **2~3** 组
间歇 **2** 分钟

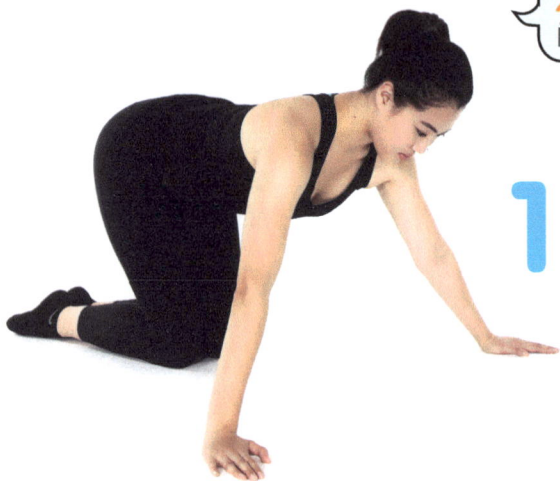

1 双膝跪地，俯身至髋关节呈90度，双臂向身体前方呈Y字形伸直，掌心向下按于地面。

2 臀部向后坐，躯干靠向大腿至目标肌肉有中等程度的牵拉感。规定时间内保持姿势。

呼吸
全程保持均匀呼吸。

颈部和肩部放松

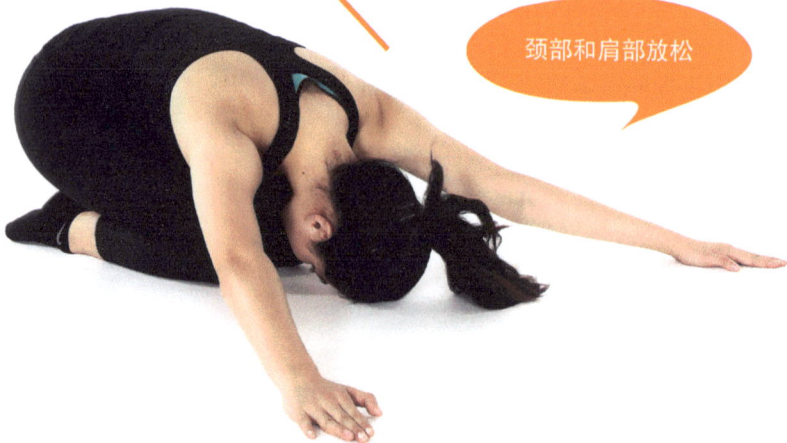

50

坐姿抱腿

20 秒 × **2~3** 组
间歇 2 分钟

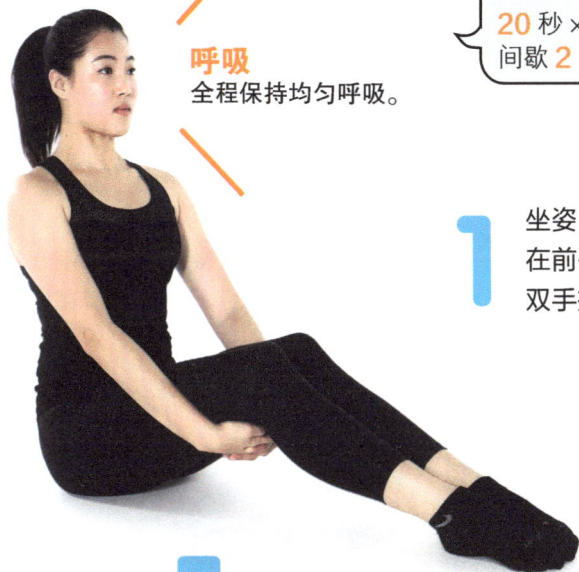

呼吸
全程保持均匀呼吸。

1 坐姿，目视前方，双腿在前并拢，双膝微屈。双手握住大腿后侧。

当含胸低头时，深呼气；在拉伸过程中，保持均匀呼吸

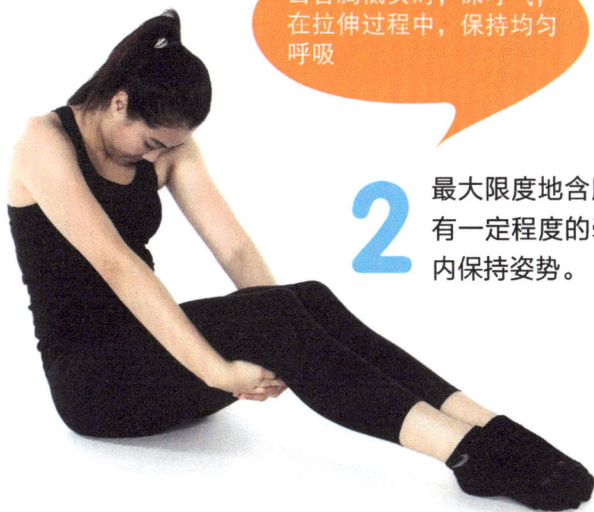

2 最大限度地含胸低头至目标肌肉有一定程度的牵拉感。规定时间内保持姿势。

简单伸展操 B，缓解久坐疼痛

坐姿扭转

锻炼量
20 秒 / 侧 × **2~3** 组
间歇 **2** 分钟

呼吸
全程保持均匀呼吸。

1 坐姿，面朝前方，双腿在前，双膝微屈，双臂稍外展，双手触地。

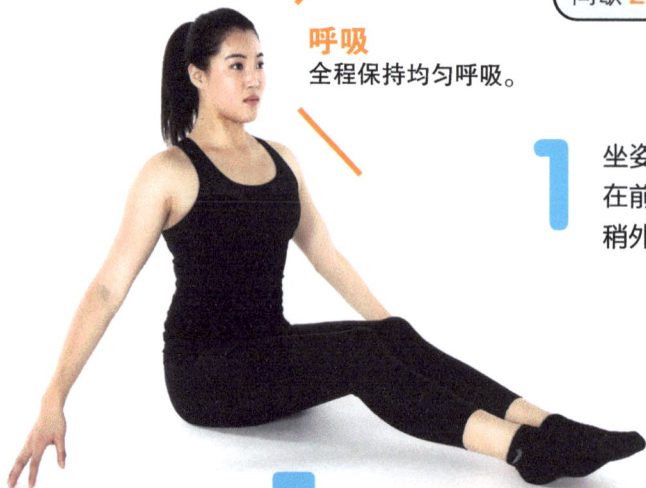

动作不宜过快，注意感受肌肉的牵拉感

2 将一侧手放于身后，另一侧手越过躯干放在大腿一侧，双手触地；扭转躯干至目标肌肉有中等程度的牵拉感。规定时间内保持姿势。换至对侧重复以上步骤。

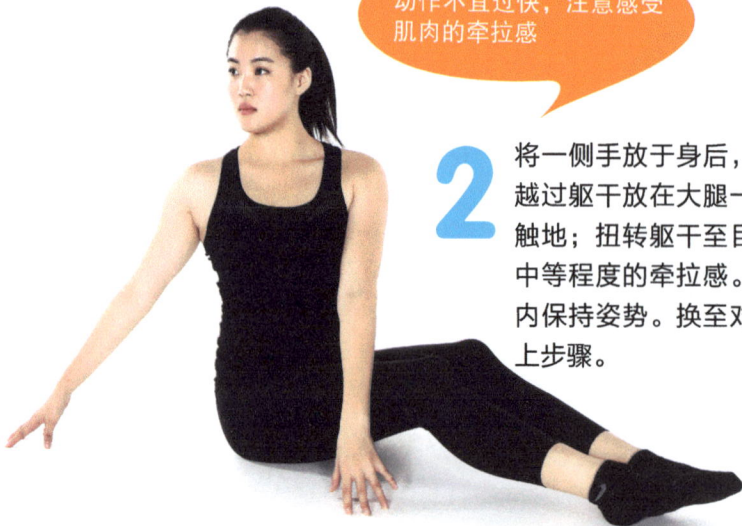

静态仰卧腿扭转

锻炼量

20 秒 / 侧 × **2~3** 组
间歇 2 分钟

1 仰卧，双手放于身体两侧，双腿屈曲，双脚分开略宽于肩，脚跟支撑于地面。

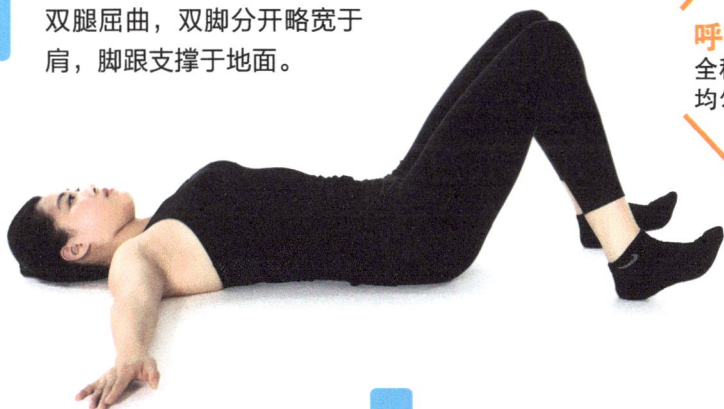

呼吸
全程保持均匀呼吸。

2 一侧腿稍微抬起，另一侧腿向内逐渐靠近地面至目标肌肉有一定程度的牵拉感。规定时间内保持姿势。换至对侧重复以上步骤。

动作过程中应尽可能有控制地达到最大幅度，避免为追求大幅度的运动而突然发力

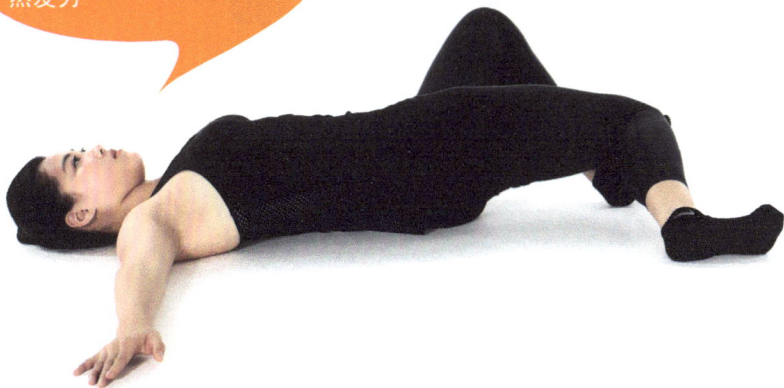

53

眼镜蛇式

锻炼量
20 秒 × **2~3** 组
间歇 **2** 分钟

1 俯卧，腹部贴近地面，双臂屈肘放于胸部两侧，前臂和双手支撑地面。

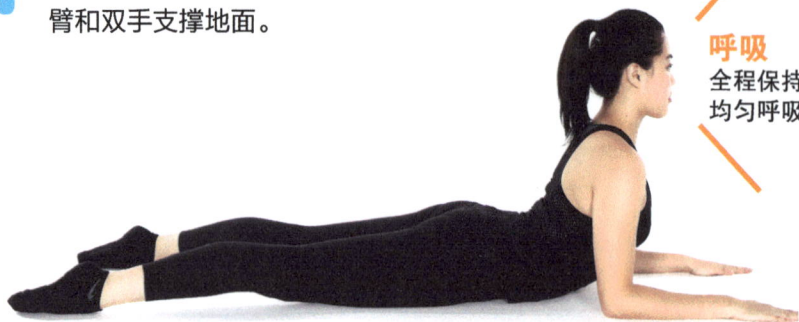

呼吸
全程保持均匀呼吸。

在背部没有过强挤压感的前提下，髋部尽可能接触地面，推起腹部和胸部至目标肌肉有牵拉感

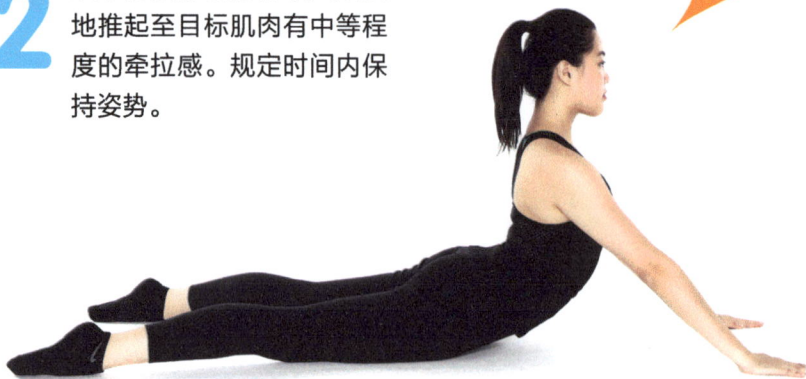

2 双手将腹部和胸部最大限度地推起至目标肌肉有中等程度的牵拉感。规定时间内保持姿势。

坐姿 4 字拉伸

锻炼量

20 秒 / 侧 × **2~3** 组
间歇 **2** 分钟

呼吸
全程保持
均匀呼吸。

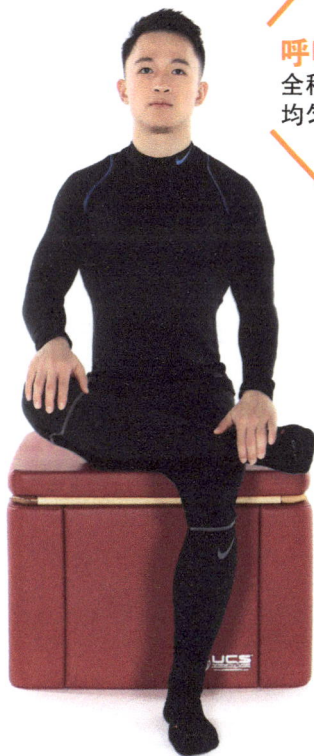

1 坐姿，一侧脚放于对侧
大腿上，呈4字形。

背部保持平直，
匀速进行拉伸

2 保持背部挺直，将胸部向双腿方
向移动至目标肌肉有一定程度的
牵拉感。规定时间内保持姿势。
换至对侧重复以上步骤。

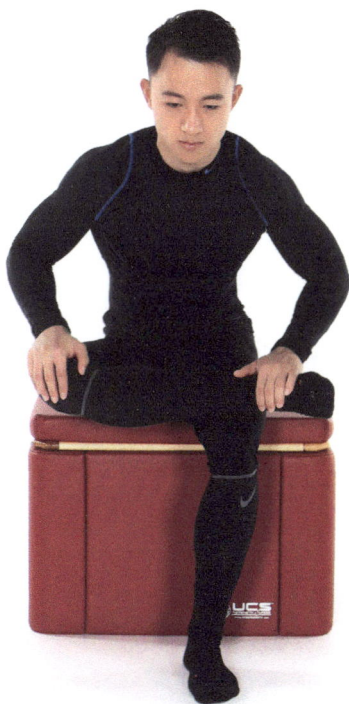

弓步拉伸

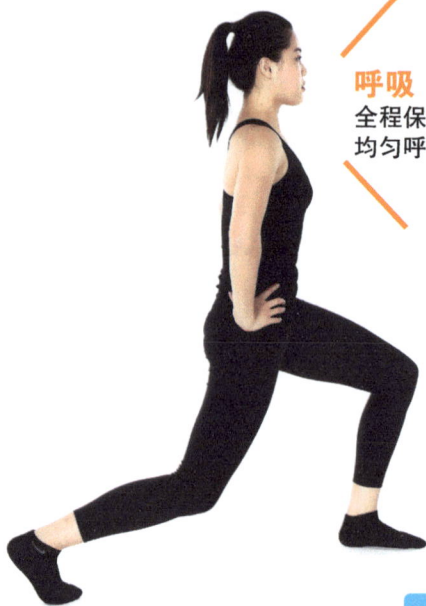

呼吸
全程保持
均匀呼吸。

锻炼量
20 秒 / 侧 × **2~3** 组
间歇 2 分钟

1 弓步姿势，躯干直立。

膝关节不要超过脚
尖或内扣

2 后侧腿膝关节向地板靠近，同时
保持背部挺直，上身整体后倾至
目标肌肉有一定程度的牵拉感。
规定时间内保持姿势。换至对侧
重复以上步骤。

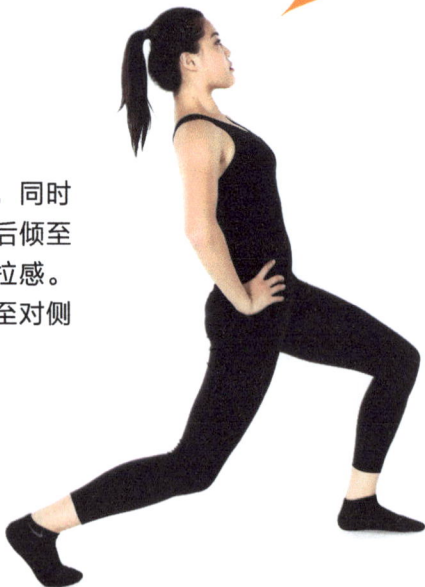

坐姿蝶式

锻炼量

20 秒 × **2~3** 组
间歇 **2** 分钟

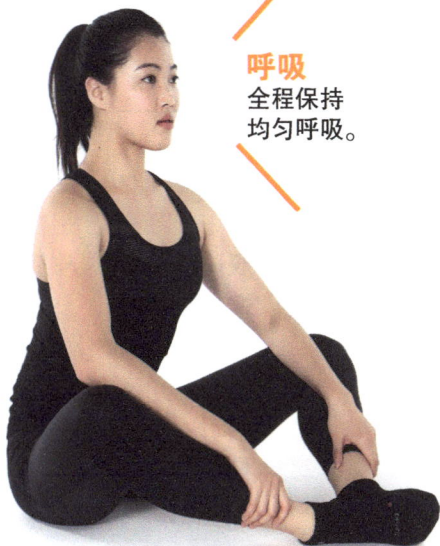

呼吸
全程保持
均匀呼吸。

1 坐姿，双腿屈膝，双脚
脚掌相对并拢于身前。

动作不宜过快，注意
感受肌肉的牵拉感

2 躯干前倾降至双腿之间的同
时，双手放在小腿下部靠近
脚踝处并抓住至目标肌肉有
一定程度的牵拉感。规定时
间内保持姿势。

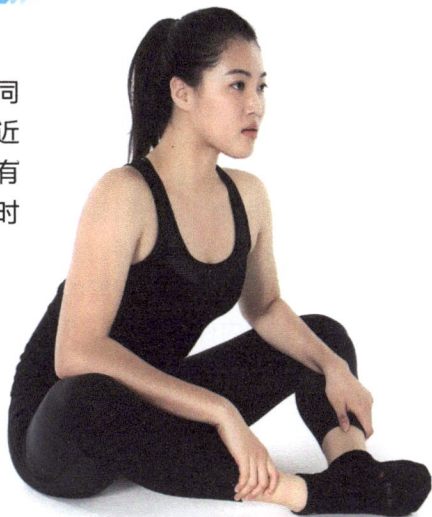

简单伸展操 C，释放身心压力

头部转动

锻炼量
20 秒 / 侧 × **2~3** 组
间歇 **2** 分钟

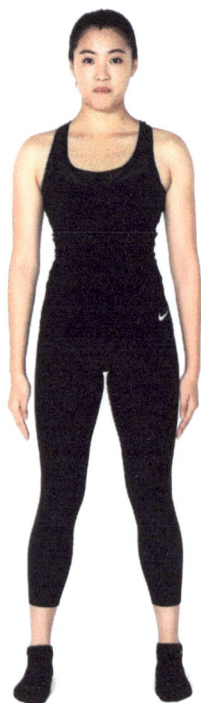

呼吸
全程保持
均匀呼吸。

1 双脚开立，约与肩同宽，脚尖向前。

动作不宜过快，注意感受肌肉的牵拉感

双肩下沉

保持呼吸

2 头最大限度地向一侧旋转，对侧手扶住下颌并轻轻地辅助头部转动，至目标肌肉有中等程度的牵拉感。规定时间内保持姿势。换至对侧重复以上步骤。

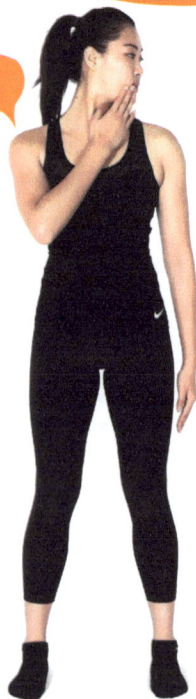

坐姿头部倾斜

锻炼量

锻炼量
20 秒 / 侧 × **2~3** 组
间歇 **2** 分钟

呼吸
全程保持
均匀呼吸。

1 坐姿，目视前方，背部平直，双腿在前并拢，双膝微屈。双手最大限度地向身体两侧伸出。

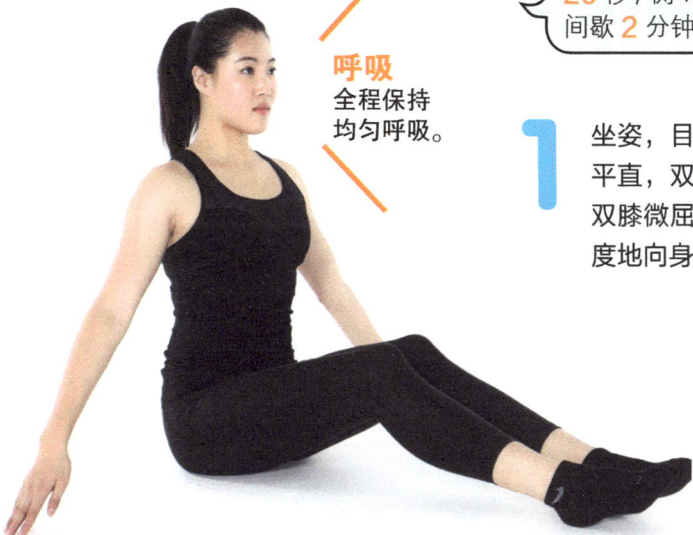

2 头最大限度地向一侧倾斜至目标肌肉有一定程度的牵拉感。规定时间内保持姿势。换至对侧重复以上步骤。

动作不宜过快，注意感受肌肉的牵拉感

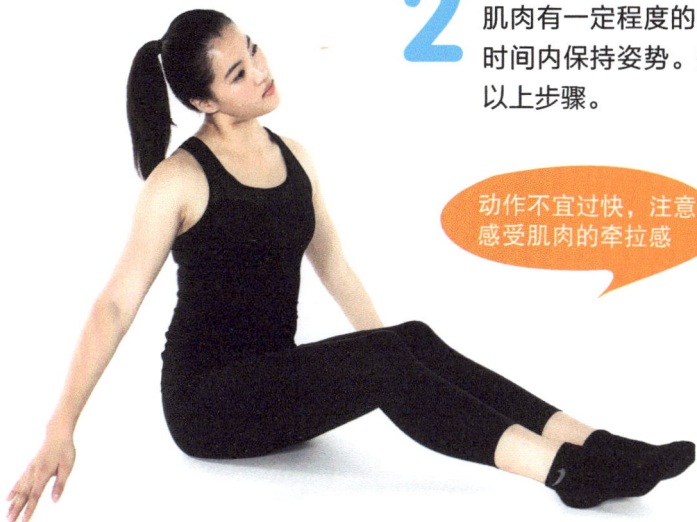

瑞士球仰卧伸展

1 仰卧于瑞士球上，中背部贴球，双腿屈曲，双脚支撑于地面，双臂向头部上方平举，掌心向上。

锻炼量
20 秒 × **2~3** 组
间歇 **2** 分钟

呼吸
全程保持均匀呼吸。

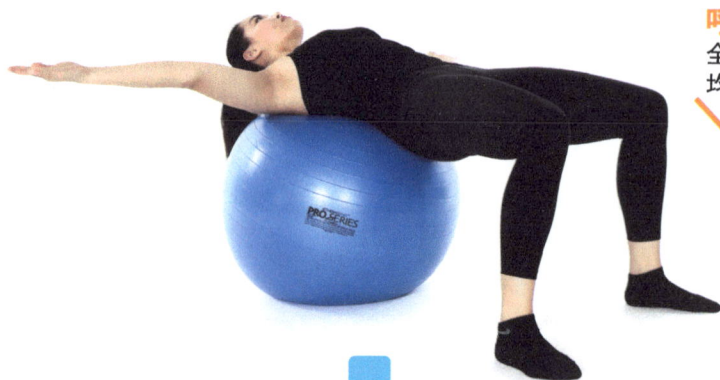

2 双臂最大限度地靠近地面至目标肌肉有一定程度的牵拉感。规定时间内保持姿势。

尽量保持下腰背舒适

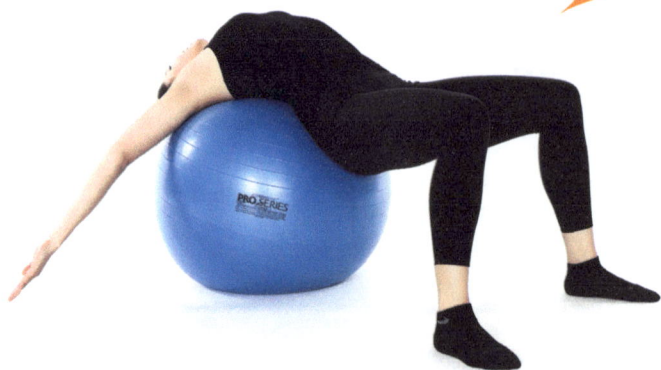

瑞士球侧向伸展

1 侧卧于瑞士球上，双腿呈分腿姿支撑于地面，下侧手臂支撑于地面以维持身体平衡，上侧手臂向上伸直过头顶。

锻炼量
20 秒 / 侧 × **2~3** 组
间歇 2 分钟

呼吸
全程保持均匀呼吸。

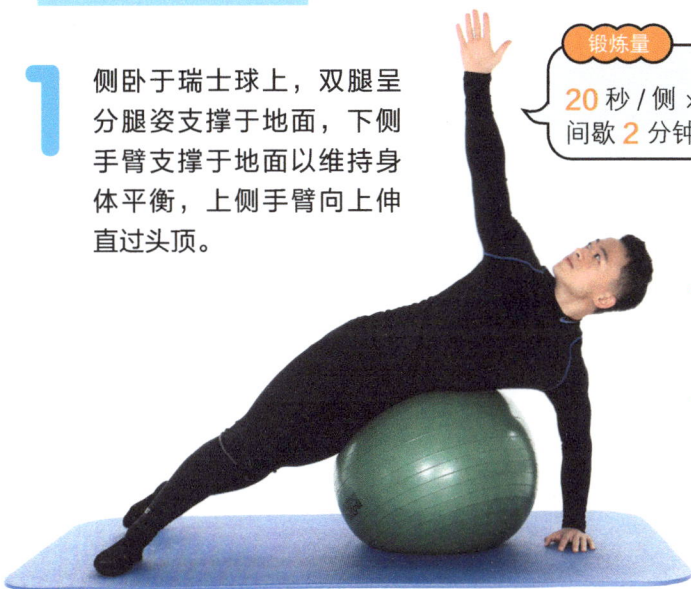

2 上侧手臂伸过头顶并最大限度地向地面伸至目标肌肉有中等程度的牵拉感。规定时间内保持姿势。换至对侧重复以上步骤。

身体不要前倾、后倾

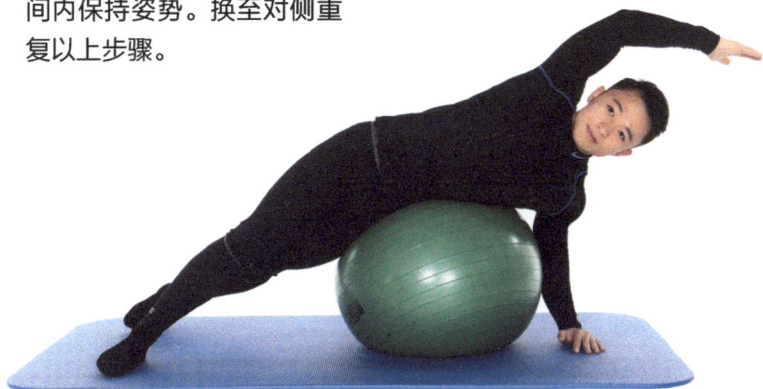

婴儿式

跪姿，双臂自然垂于身体两侧。臀部逐渐后坐并含胸低头至前额靠近地板，双臂后伸放在身体两侧，掌心向上，使目标肌肉有一定程度的牵拉感。规定时间内保持姿势。

颈部和肩部放松

呼吸
全程保持
均匀呼吸。

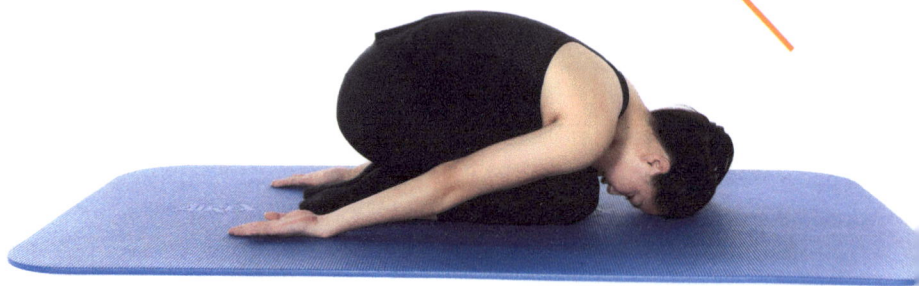

卧式 4 字体形

锻炼量

20 秒 / 侧 × **2~3** 组
间歇 **2** 分钟

1 仰卧，双腿屈曲，目标侧脚抬起放于对侧腿的大腿上，呈4字形。

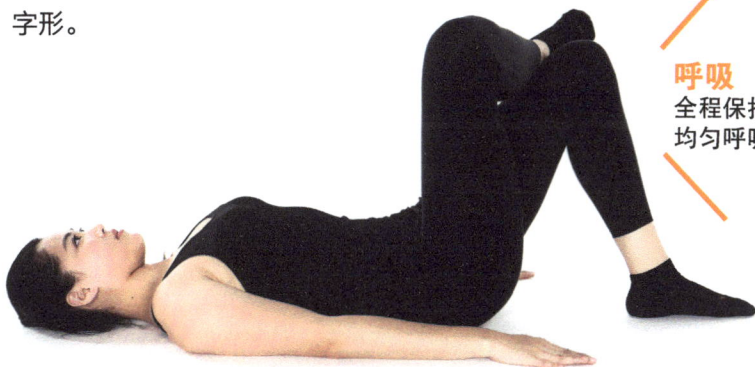

呼吸
全程保持均匀呼吸。

2 一侧手从非目标侧大腿左侧、另外一侧手从双腿中间穿过握住非目标侧大腿，从双腿中间穿过的那侧手肘向外推目标侧的膝盖，同时双手将非目标侧大腿拉向胸部至目标肌肉有中等程度的牵拉感。规定时间内保持姿势。换至对侧重复以上步骤。

保持呼吸，可使用手肘辅助增大拉伸幅度

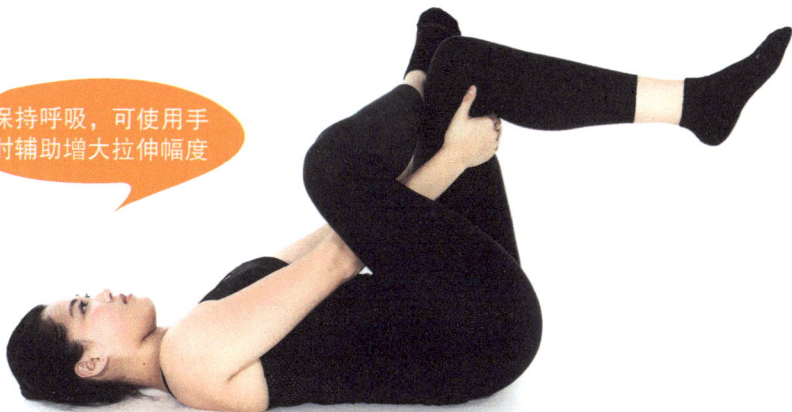

增加血糖消耗的简单肌力操

	动作名称	锻炼量	
简单肌力操 A，强化全身肌肉，改善胰岛素抵抗	1 摆臂下蹲	8~12 次 ×2~3 组	间歇 2 分钟
	2 垫步跳 – 原地	8~12 次 ×2~3 组	间歇 2 分钟
	3 四肢走	8~12 次 ×2~3 组	间歇 2 分钟
	4 纵向同侧腿跳	8~12次/侧 ×2~3 组	间歇 2 分钟
	5 哑铃俯身后拉	8~12 次 ×2~3 组	间歇 2 分钟
	6 哑铃直腿硬拉	8~12 次 ×2~3 组	间歇 2 分钟
简单肌力操 B，锻炼大肌群，增加血糖消耗	1 碎步跑	20 秒 ×2~3 组	间歇 2 分钟
	2 双脚左右跳	8~12 次 ×2~3 组	间歇 2 分钟
	3 徒手蹲	8~12 次 ×2~3 组	间歇 2 分钟
	4 徒手蹲 – 双脚跳	8~12 次 ×2~3 组	间歇 2 分钟
	5 俯卧撑	12~15 次 ×2~3 组	间歇 2 分钟
	6 俯卧撑 – 蹲跳	8~12 次 ×2~3 组	间歇 2 分钟
简单肌力操 C，增强核心力量，提升运动效率	1 仰卧起坐 – 双腿屈膝	15~20 次 ×2~3 组	间歇 2 分钟
	2 仰卧起坐 – 直腿 – 腰部扭转	15~20次 ×2~3 组	间歇 2 分钟
	3 平板支撑	30 秒 ×2~3 组	间歇 2 分钟
	4 仰卧 – 单腿抬起 – 腿部摇摆	15~20次/侧 ×2~3 组	间歇 2 分钟
	5 俯卧 – 上身抬起	15~20 次 ×2~3 组	间歇 2 分钟
	6 俯卧 – 双臂上举 – 上身抬起	15~20 次 ×2~3 组	间歇 2 分钟

简单肌力操 A，强化全身肌肉，改善胰岛素抵抗

摆臂下蹲

锻炼量

8~12 次 × **2~3** 组
间歇 2 分钟

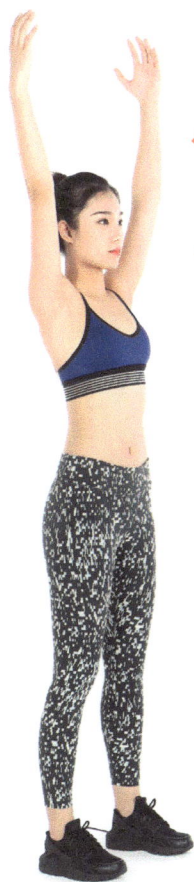

呼吸
下蹲时呼气，恢复时吸气。

1 双脚开立，约与肩同宽，背部挺直，腹部收紧，双臂伸直举过头顶，保持掌心相对。

核心收紧，下蹲速度要快

2 双臂快速向下摆动至髋关节位置，同时屈髋屈膝下蹲，稳定保持身体姿态。回到起始姿势，重复规定次数。

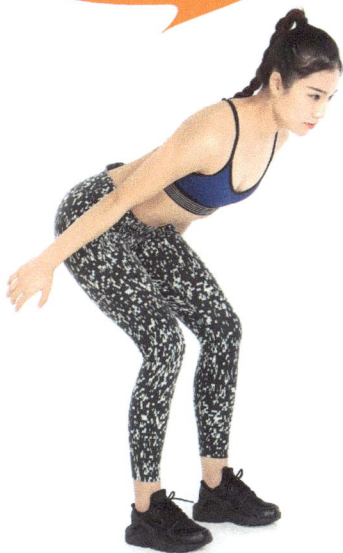

垫步跳 – 原地

锻炼量

8~12 次 × **2~3** 组
间歇 **2** 分钟

1 双脚并拢，背部挺直，腹部收紧，双臂自然垂于身体两侧。

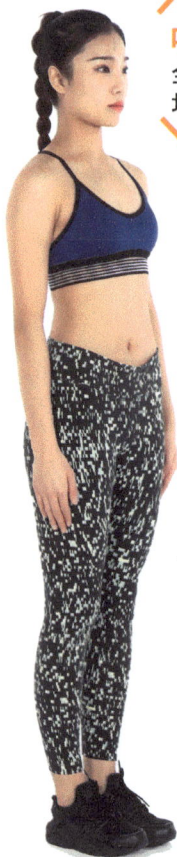

2 屈髋屈膝抬起一侧腿至大腿与地面平行，自然摆臂，同时支撑腿的前脚掌向下用力蹬地，快速做一个垫步跳。换对侧腿抬起与垫步，两腿交替，循环进行。重复规定次数。

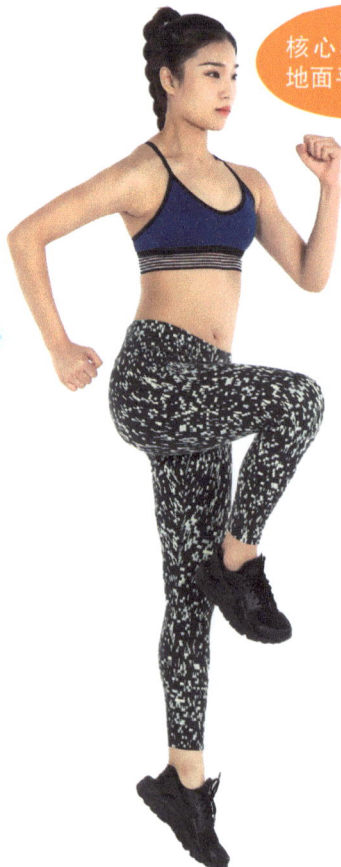

呼吸
全程保持均匀呼吸。

核心收紧，大腿与地面平行

1 直立姿正常站位，两脚并拢。

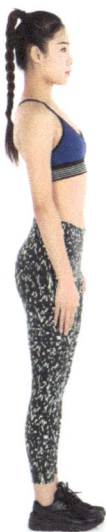

2 先屈髋关节后弯腰，双手撑地，双腿伸直。双手向身体前方爬行，同时保持双腿伸直状态，始终感觉腿的后侧肌肉有较强的牵拉感。

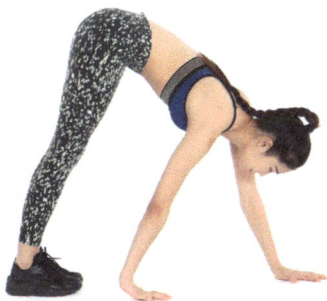

呼吸
全程保持
均匀呼吸。

3 双手向前爬至即将无法支撑身体，躯干与双腿大致保持在一条直线上。保持双腿伸直，双脚交替向前移至双手附近。重复规定的次数。

核心收紧，背部平直，
双腿始终伸直

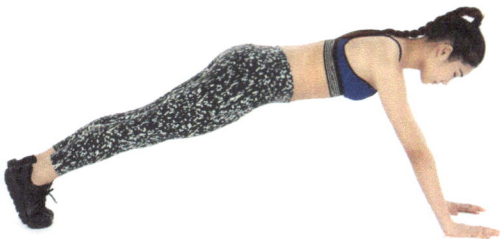

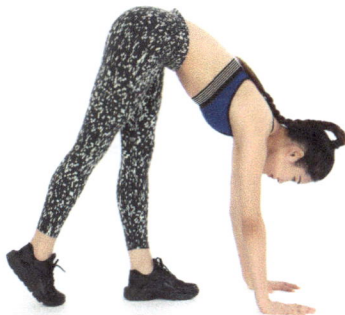

纵向同侧腿跳

锻炼量

8~12 次 / 侧 × **2~3** 组
间歇 2 分钟

1 单腿站立，屈髋屈膝下蹲，躯干前倾，背部平直，腹部收紧，双臂向后摆动。

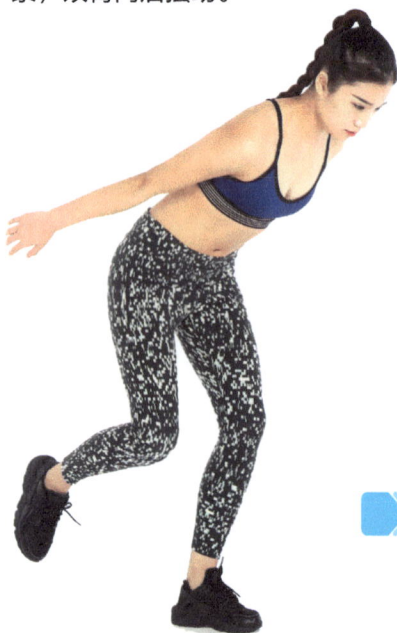

呼吸
全程保持均匀呼吸。

2 手臂向上快速摆起，并向前上方跳起。同侧脚落地，与起始姿势一致。重复规定次数。换至对侧重复以上步骤。

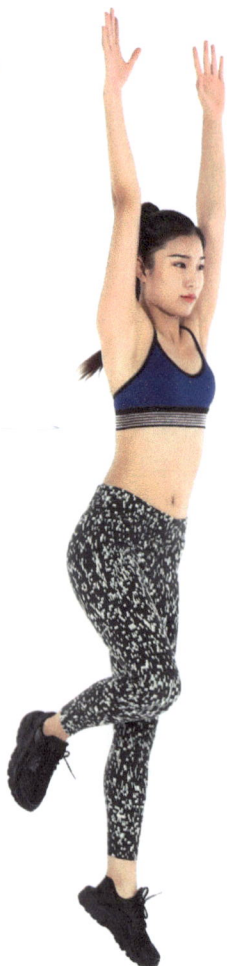

哑铃俯身后拉

锻炼量

8~12 次 × **2~3** 组
间歇 2 分钟

呼吸
后拉时呼气，
恢复时吸气。

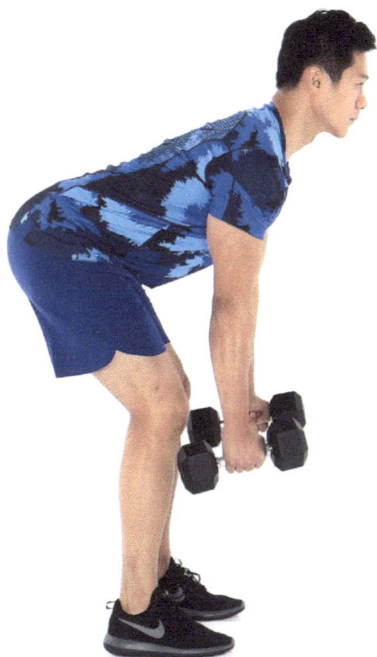

1 双脚开立，与肩同宽。向前俯身，膝关节微屈。双手握哑铃自然下垂放于身体两侧，拳心相对。

2 背部发力，双肘屈曲，双臂同时后拉哑铃至躯干两侧。回到起始姿势，重复规定次数。

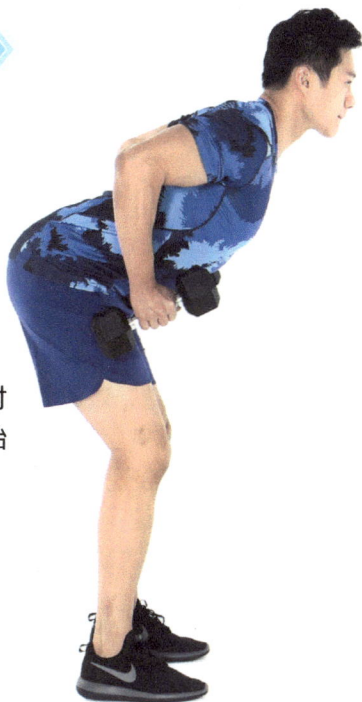

哑铃直腿硬拉

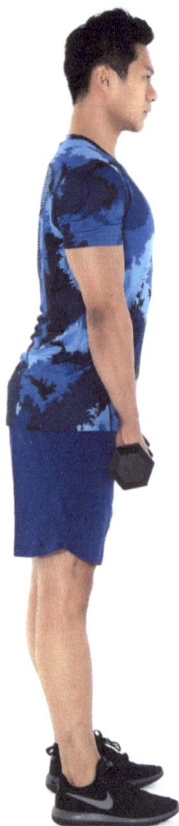

呼吸
俯身时吸气，
恢复时呼气。

锻炼量
8~12 次 × **2~3** 组
间歇 2 分钟

1 双脚开立，与肩同宽。双手握哑铃，使之位于双脚上方。

2 保持背部挺直，双腿保持伸直，屈髋向下俯身至哑铃低于膝关节。双臂姿势不变，臀部与背部发力，伸髋使身体回到起始姿势。重复规定次数。

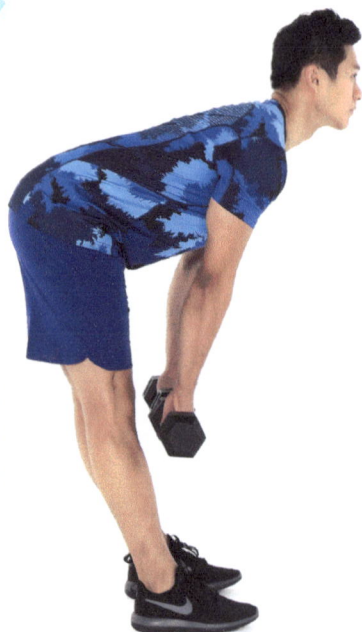

简单肌力操 B, 锻炼大肌群, 增加血糖消耗

碎步跑

锻炼量

20 秒 × **2~3** 组
间歇 2 分钟

呼吸
全程均匀呼吸。

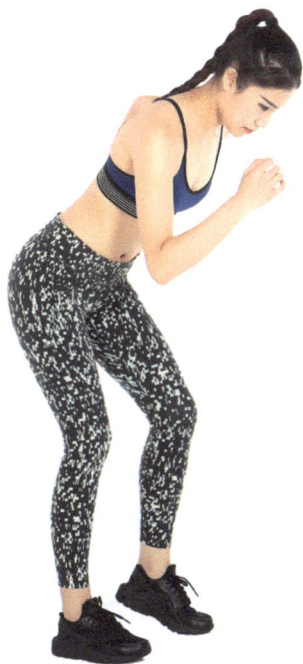

1 双脚开立, 略宽于肩, 微微屈髋屈膝, 背部平直, 腹部收紧, 手臂呈前后摆臂状。

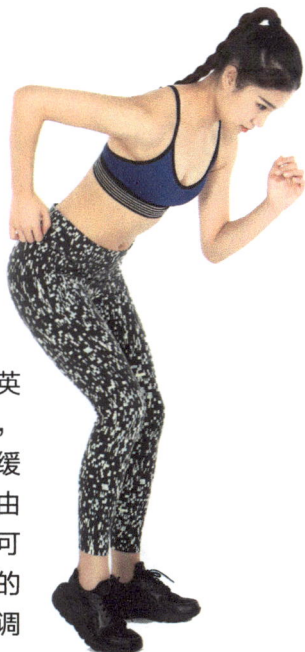

2 脚每次抬离地面高度在2英寸（1英寸=2.54厘米, 后不再说明）以内, 用最快的频率进行碎步运动, 同时缓慢向前移动。注意节奏变化, 脚步由慢逐步到快, 到达极限频率, 并尽可能维持几秒至减速。始终保持较慢的摆臂频率, 尽可能保持上下肢的协调性。在规定时间内持续动作。

双脚左右跳

8~12 次 × **2~3** 组
间歇 **2** 分钟

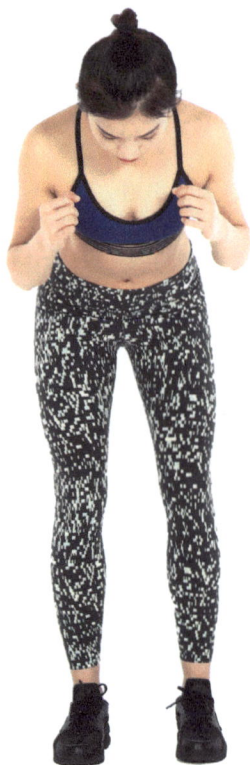

呼吸
全程均匀呼吸。

1 双脚开立，约与肩同宽，背部平直，腹部收紧，向前俯身，双臂微屈于身体两侧。

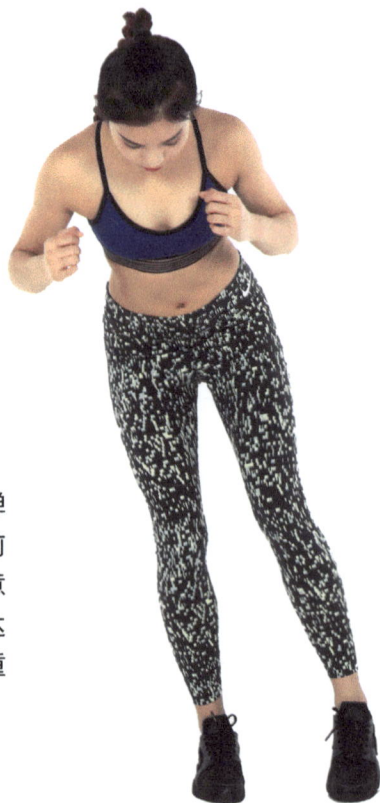

2 双腿踝关节跖屈，有节奏且有弹性地向左右方快速小跳，双脚前脚掌着地后再次迅速跳起。注意节奏变化，由慢逐步到快，到达极限频率并维持几秒至减速。重复规定次数。

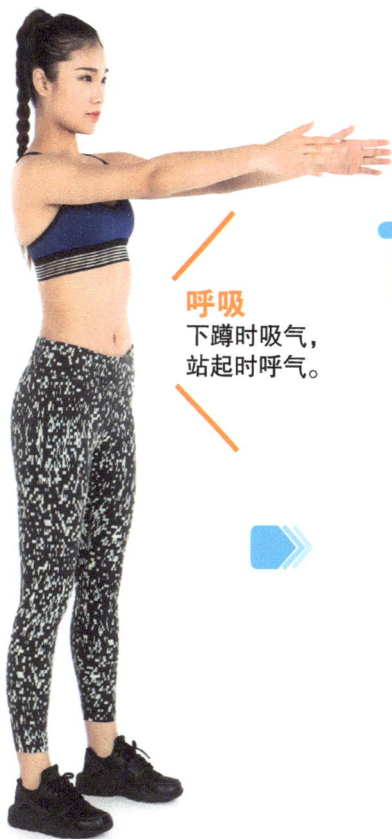

徒手蹲

锻炼量

8~12 次 × **2~3** 组
间歇 2 分钟

呼吸
下蹲时吸气，
站起时呼气。

1 双脚开立，与肩同宽，挺胸直背，腹部收紧，双臂前平举。

核心收紧，背部平直，膝关节不要超过脚尖

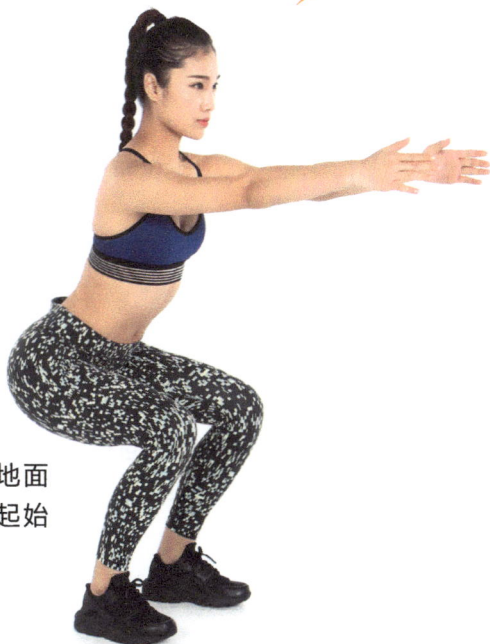

2 屈髋屈膝下蹲至大腿与地面平行。快速站起，回到起始姿势，重复规定次数。

徒手蹲－双脚跳

锻炼量
8~12 次 × **2~3** 组
间歇 2 分钟

呼吸
下蹲时吸气，
跳起时呼气。

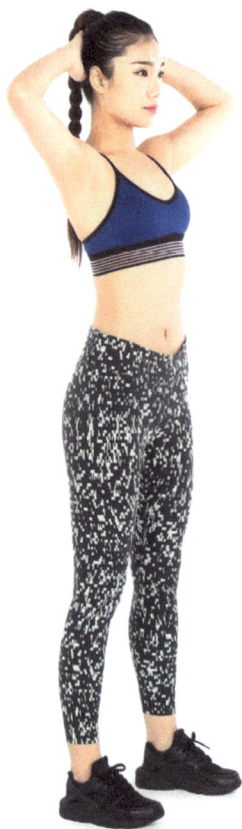

1 双脚开立，与肩同宽，挺胸直背，腹部收紧，双手环抱于头后。

2 屈髋屈膝下蹲至大腿与地面平行，快速伸髋伸膝向上跳起，落地屈髋屈膝缓冲。回到起始姿势，重复规定次数。

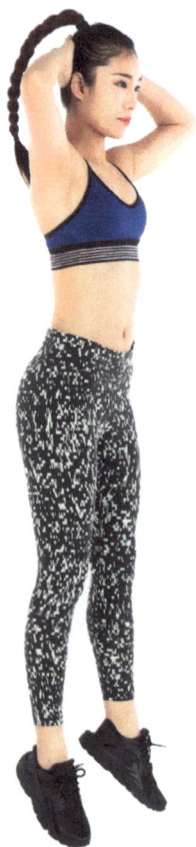

74

俯卧撑

锻炼量
12~15 次 × **2~3** 组
间歇 2 分钟

呼吸
撑起时呼气，
下落时吸气。

1 身体呈四点支撑的俯撑姿势（双手和双脚脚尖着垫）。双臂伸直，双手距离略比肩宽，保持头部、躯干与大腿大致在一条直线上。

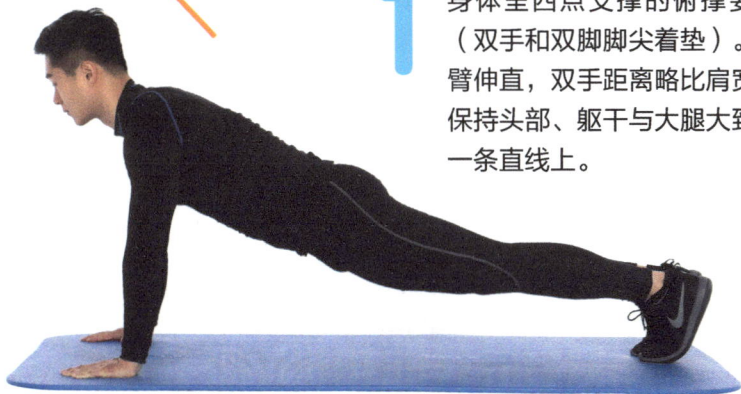

保持核心收紧，腰背挺直。整个动作过程中，躯干保持稳定，不要憋气

2 保持腹部收紧，屈肘，使身体下落至胸部几乎碰到垫面。快速推起身体，回到起始姿势，重复规定次数。

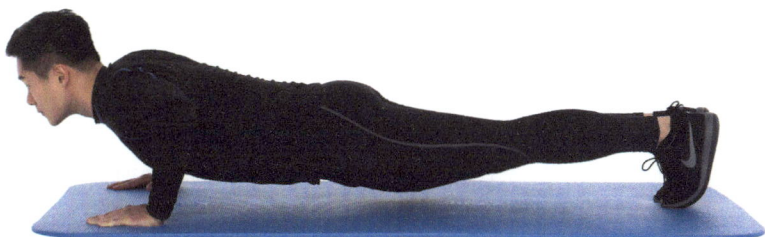

俯卧撑 – 蹲跳

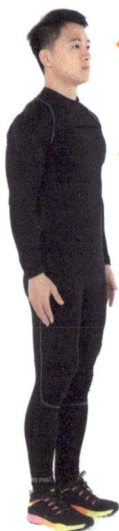

呼吸
保持均匀呼吸。

锻炼量
8~12 次 × **2~3** 组
间歇 **2** 分钟

1 身体呈直立姿站立，双臂伸直自然放于身体两侧，目视前方。

2 保持腹部收紧，屈髋屈膝俯身至双手在肩部正下方触地。双臂伸直，双手触地支撑，伸髋伸膝，双脚同时向后跳至头部、躯干、双腿大致在一条直线上。双臂弯曲，完成一个标准俯卧撑。

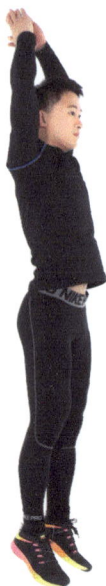

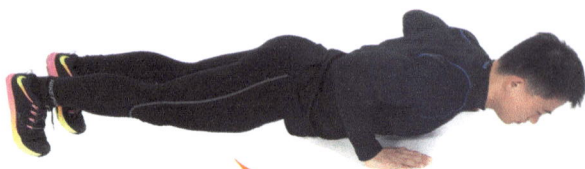

整个过程，核心收紧，腰背挺直，蹬地快速有力，蹬腿和摆手要协调

3 屈髋屈膝将双脚跳回，呈下蹲姿势。起身向上跳。重复以上步骤，并完成规定次数。

76

简单肌力操 C，增强核心力量，提升运动效率

仰卧起坐 – 双腿屈膝

锻炼量
15~20 次 × **2~3** 组
间歇 **2** 分钟

1 仰卧，两腿屈膝并拢，脚掌撑垫，背部紧贴垫面，双臂交叉抱胸。

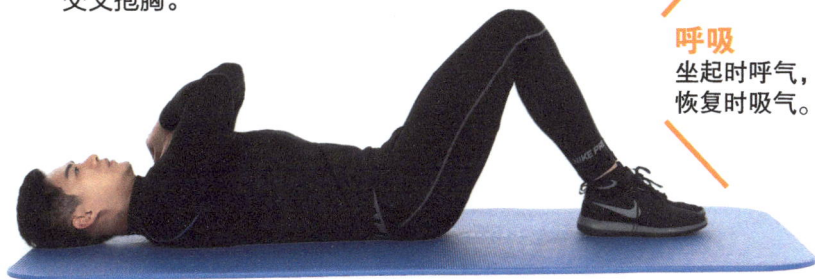

呼吸
坐起时呼气，恢复时吸气。

颈部不要发力

2 双腿保持不动，腹部发力，使躯干离开垫面至与垫面呈45度。回到起始姿势，重复规定次数。

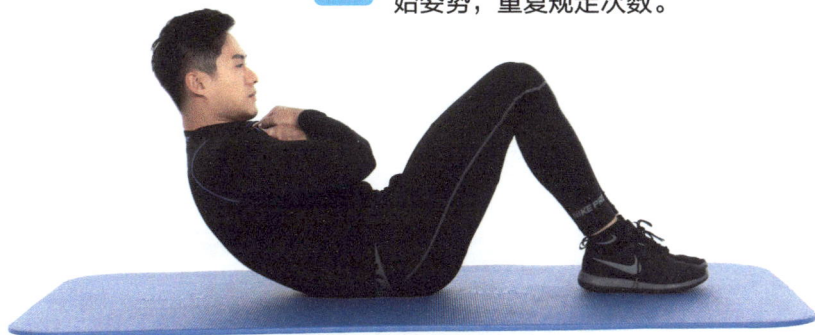

仰卧起坐－腰部扭转

锻炼量

15~20 次 × **2~3** 组
间歇 **2** 分钟

1 仰卧，双腿伸直，背部紧贴垫面，双臂交叉抱胸。

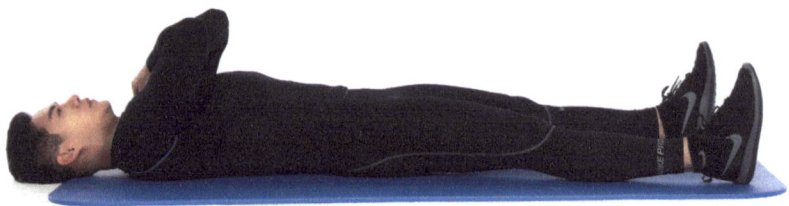

2 腹部发力，使躯干离开垫面至与垫面呈45度，双腿可以微微屈膝。躯干向左右各旋转一次。回到起始姿势，重复规定次数。

动作过程中腹部收缩，避免头部代偿。下落的时候应有控制，避免利用惯性完成动作

呼吸
扭转时呼气，还原时吸气。

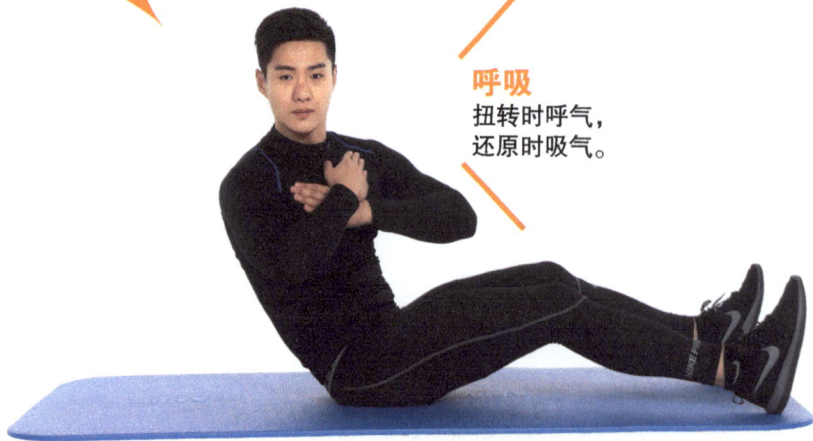

平板支撑

双手双脚撑垫，双腿伸直，双臂伸直位于肩部正下方，背部平直，腹部收紧。规定时间内保持姿势。

呼吸
全程均匀呼吸。

核心收紧，身体从头到脚成一条直线

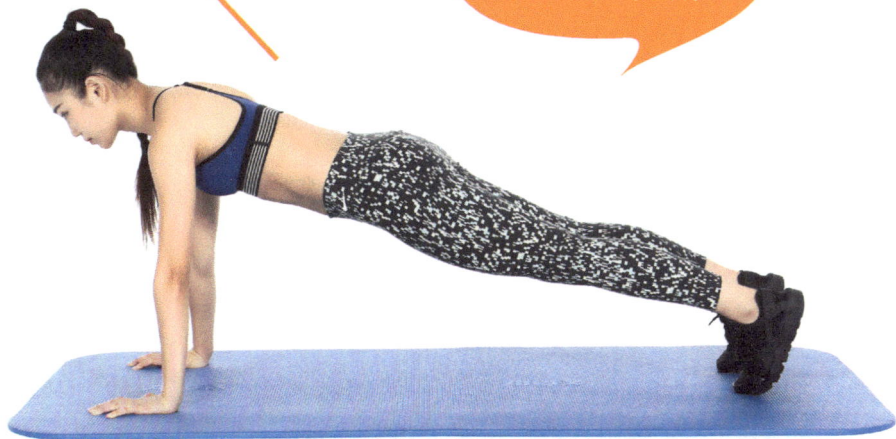

仰卧 – 单腿抬起 – 腿部摇摆

锻炼量

15~20 次 / 侧 × **2~3** 组
间歇 2 分钟

1 仰卧，双腿伸直，双臂贴在身体两侧，掌心向下。右腿保持伸直状态垂直向上抬至与垫面约呈15度。

呼吸
全程均匀呼吸。

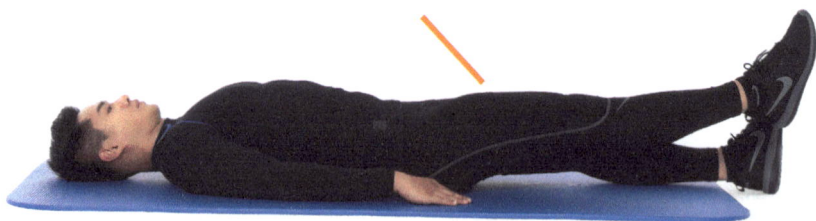

2 右腿向右打开，再沿原轨迹返回至初始姿势。重复规定次数。换至对侧重复以上步骤。

保持腰背部贴紧垫面

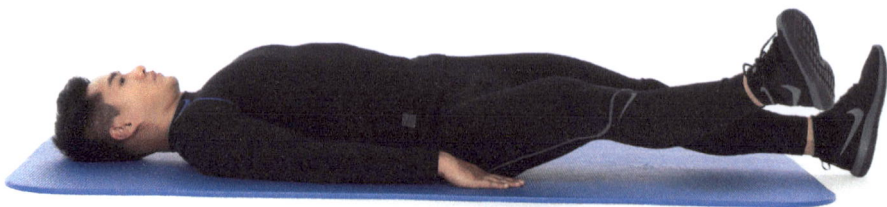

俯卧 - 上身抬起

锻炼量

15~20 次 × **2~3** 组
间歇 **2** 分钟

1 俯卧，双臂放于身体两侧，掌心向下，双腿伸直，双脚间距离与髋同宽。

呼吸
全程均匀呼吸。

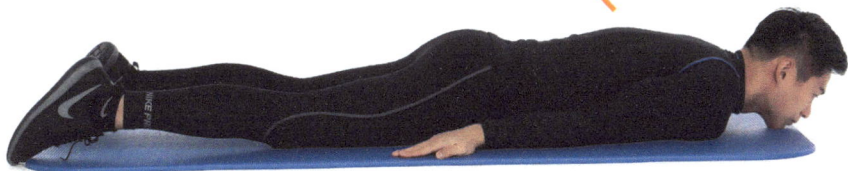

2 两侧肩胛骨向内靠拢，躯干伸展，后背发力将上身抬离垫面，手部外翻至掌心向下。回到起始姿势，重复规定次数。

双腿、髋部不要离开垫面

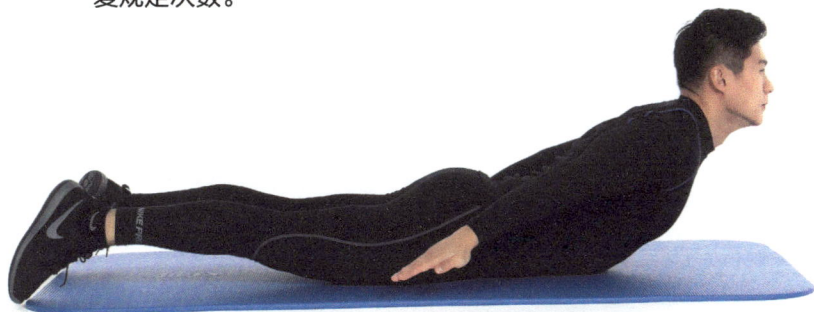

81

俯卧 – 双臂上举 – 上身抬起

锻炼量

15~20 次 × **2~3** 组
间歇 **2** 分钟

1 俯卧，双臂伸直放于头顶的斜上方，呈Y字形，掌心向下，双腿伸直，双脚间距离与髋同宽。

双腿、髋部不要离开垫面

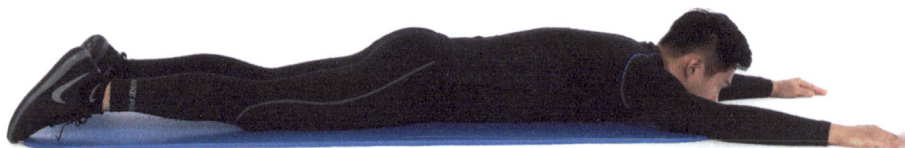

2 两侧肩胛骨向内靠拢，躯干伸展，后背发力将上身和双臂抬离垫面。回到起始姿势，重复规定次数。

呼吸
上身和双臂抬起时吸气，放松下落时呼气。

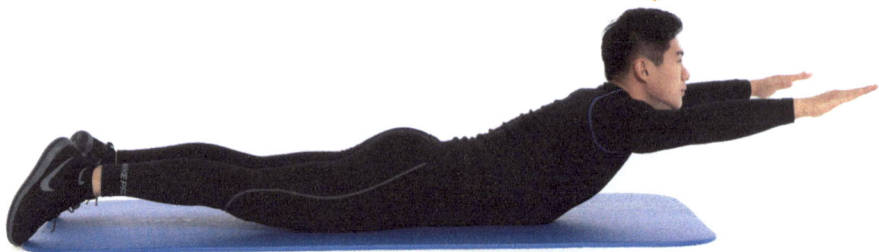

强健心肺、高效减重的简单有氧操

	动作名称	锻炼量	
简单有氧操A，激活心肺，改善血糖代谢	1 垫步跳 – 原地	15~20 次 ×2~3 组	间歇 2 分钟
	2 垫步跳 – 纵向	15~20 次 ×2~3 组	间歇 2 分钟
	3 开合跳	15~20 次 ×2~3 组	间歇 2 分钟
	4 双脚前后跳	15~20 次 ×2~3 组	间歇 2 分钟
	5 双脚左右跳	15~20 次 ×2~3 组	间歇 2 分钟
	6 双脚前后交替跳	15~20 次 ×2~3 组	间歇 2 分钟
简单有氧操B，无蹦跳，大体重也友好	1 动态坐姿屈膝 – 屈伸脚踝	15~20 次 ×2~3 组	间歇 2 分钟
	2 军步走 – 原地	15~20 次 ×2~3 组	间歇 2 分钟
	3 军步走 – 直腿	15~20 次 ×2~3 组	间歇 2 分钟
	4 军步走 – 横向	15~20 次 ×2~3 组	间歇 2 分钟
	5 碎步跑	15~20秒 ×2~3 组	间歇 2 分钟
	6 原地踏步	15~20次 ×2~3 组	间歇 2 分钟

简单有氧操 A，激活心肺，改善血糖代谢

垫步跳 - 原地

锻炼量

15~20 次 × **2~3** 组
间歇 **2** 分钟

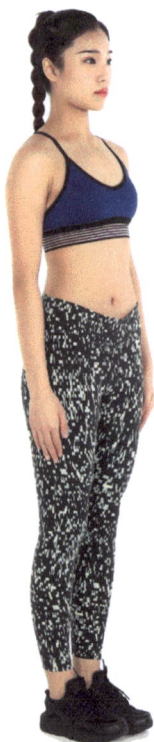

1 双脚并拢，背部挺直，腹部收紧，双臂自然垂于身体两侧。

呼吸
全程均匀呼吸

核心收紧，大腿与地面平行

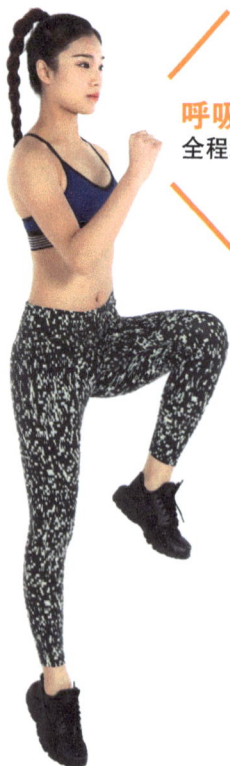

2 屈髋屈膝抬起一侧腿至大腿与地面平行，自然摆臂，同时支撑腿的前脚掌向下用力蹬地，快速做一个垫步跳。换对侧腿抬起与垫步，两腿交替，循环进行。重复规定次数。

垫步跳 - 纵向

锻炼量

15~20 次 × **2~3** 组
间歇 2 分钟

呼吸
全程均匀呼吸。

1 双脚并拢，背部挺直，腹部收紧，双臂自然垂于身体两侧。

核心收紧，大腿与地面平行，动作速率要快，勾脚尖

2 抬起一侧腿至大腿与地面平行，自然摆臂，呈垫步姿势。前脚掌向下用力蹬地，在脚掌着地瞬间，借助地面对人体的反作用力，快速做一个垫步跳，然后继续蹬地，即脚与地面产生两次接触后，身体重心向前方移动，同时换对侧腿抬起，两腿交替，循环进行。重复规定次数。

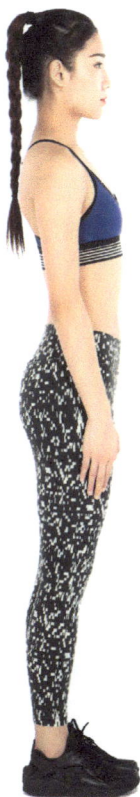

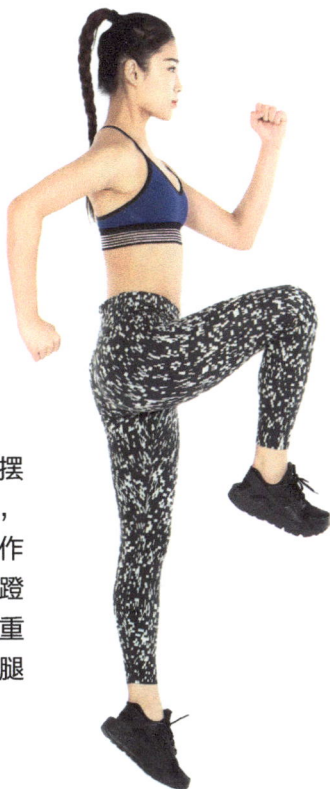

开合跳

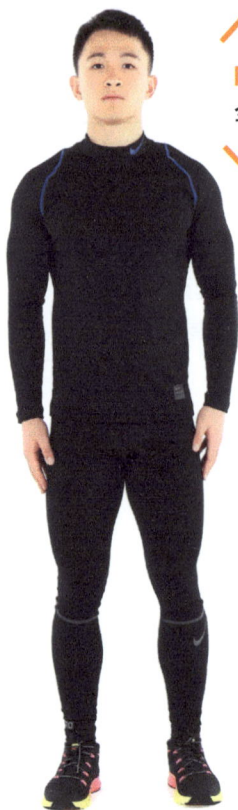

呼吸
全程均匀呼吸。

1 双脚平行开立，约与肩同宽，脚尖朝前，双腿伸直，臀部收紧，挺胸抬头，目视前方，下颌收紧，双臂自然下垂。

跳跃时核心收紧。跳起时，双臂同时外展，在头上完成击掌

2 微微屈髋屈膝，并且向外跳一小步，同时双手快速侧平举至头部上方完成一次击掌。快速起跳，回到起始姿势，重复规定次数。

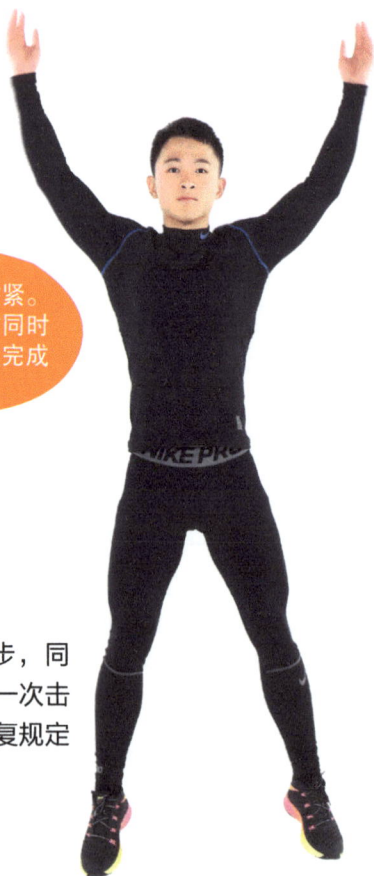

86

双脚前后跳

锻炼量

15~20 次 × **2~3** 组
间歇 2 分钟

呼吸
全程均匀呼吸。

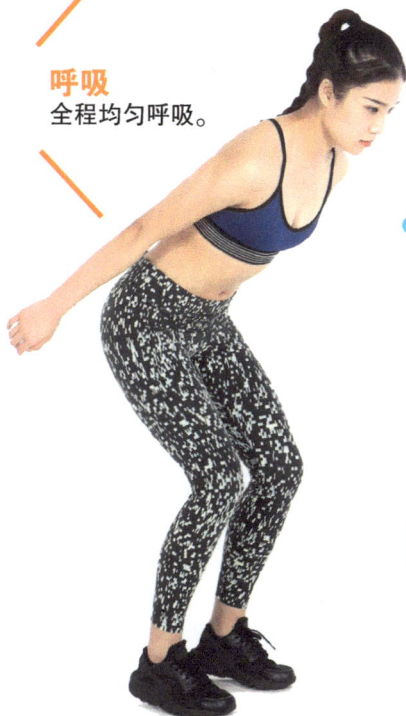

1 双脚开立，略宽于肩，微微屈髋屈膝，脚跟略微抬起，背部平直，腹部收紧，双臂向后摆动。

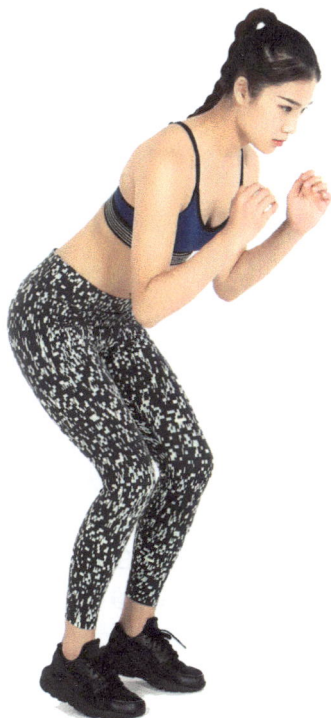

2 双腿有节奏且有弹性地向前后方快速小跳，双脚前脚掌着地后再次迅速跳起。注意节奏变化，由慢逐步到快，到达极限频率，并尽可能维持几秒至减速。保持身体姿势，运动时脚不要拖地，注意髋关节、膝关节和踝关节发力。重复规定次数。

双脚左右跳

锻炼量
15~20 次 × **2~3** 组
间歇 **2** 分钟

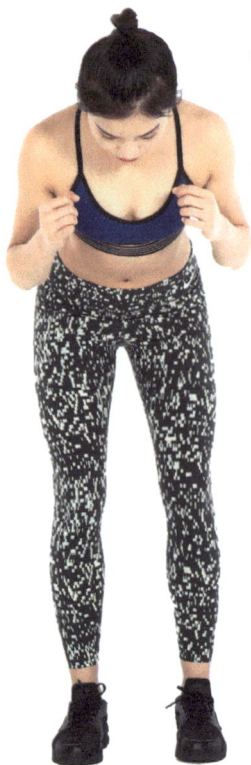

呼吸
全程均匀呼吸。

1 双脚开立，约与肩同宽，背部平直，腹部收紧，向前俯身，双臂微屈于身体两侧。

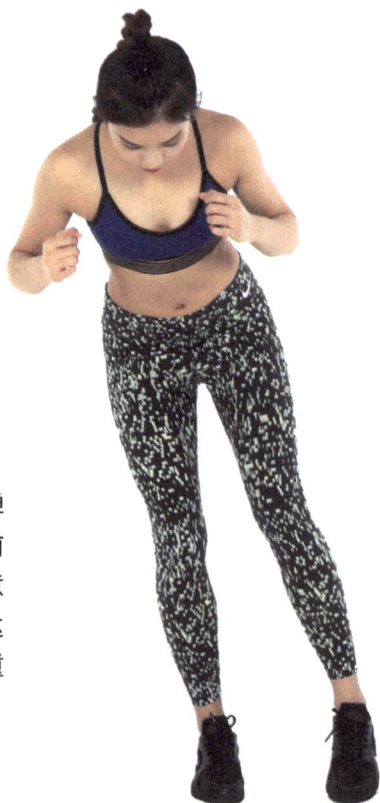

2 双腿踝关节跖屈，有节奏且有弹性地向左右方快速小跳，双脚前脚掌着地后再次迅速跳起。注意节奏变化，由慢逐步到快，到达极限频率并维持几秒至减速。重复规定次数。

双脚前后交替跳

呼吸
全程均匀呼吸。

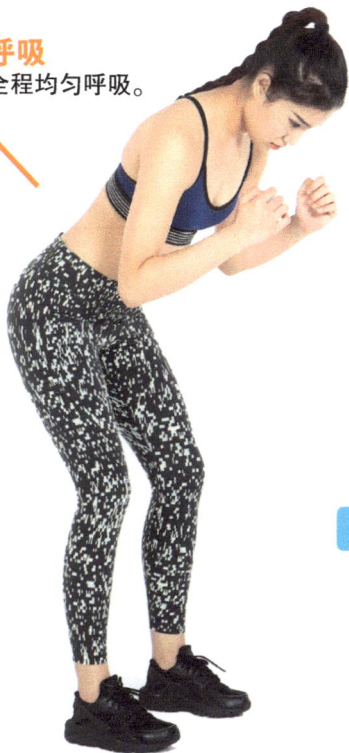

1 双脚开立，略宽于肩，微微屈髋屈膝，背部平直，腹部收紧，双臂微屈于身体两侧。

2 双腿有节奏且有弹性地一前一后快速小跳，双脚前脚掌着地后再次迅速跳起，双腿空中前后交换。注意节奏变化，由慢逐步到快，到达极限频率，并尽可能维持几秒至减速。保持身体姿势，运动时脚不要拖地，注意髋关节、膝关节和踝关节发力。重复规定次数。

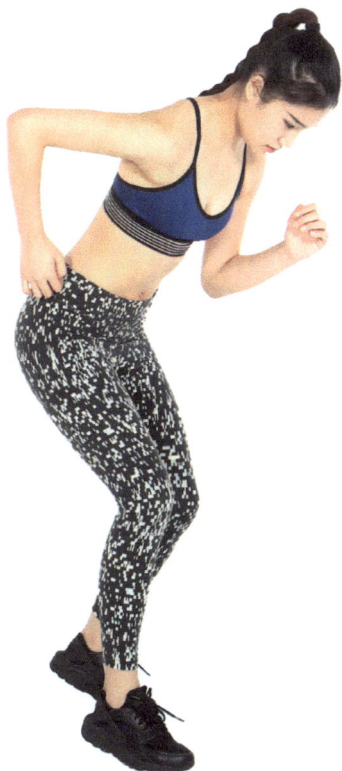

简单有氧操 B，无蹦跳，大体重也友好

动态坐姿屈膝 – 屈伸脚踝

锻炼量

15~20 次 × **2~3** 组
间歇 2 分钟

呼吸
全程均匀呼吸。

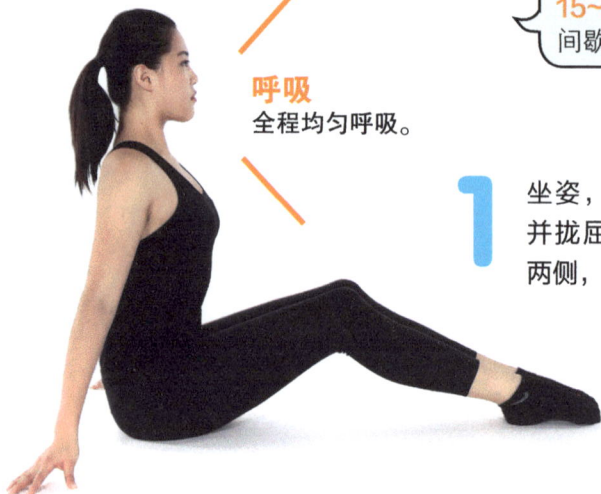

1 坐姿，背部平直，双腿向前并拢屈膝，双手支撑于身体两侧，脚背绷直。

背部尽可能保持挺直，保持均匀呼吸

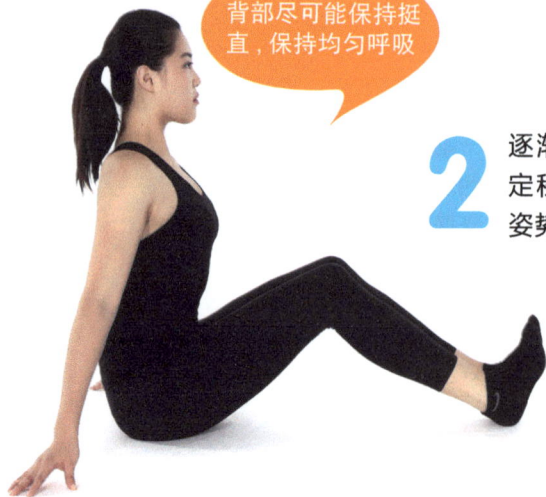

2 逐渐勾脚尖至目标肌肉有一定程度的牵拉感。回到起始姿势，重复规定次数。

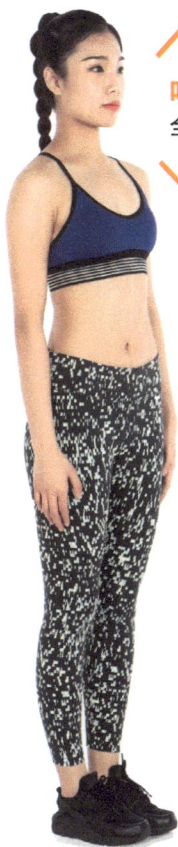

呼吸
全程均匀呼吸。

锻炼量

15~20 次 × **2~3** 组
间歇 **2** 分钟

1 双脚并拢，背部挺直，腹部收紧，双臂自然垂于身体两侧。

核心收紧，大腿与地面平行，动作速率要快，勾脚尖

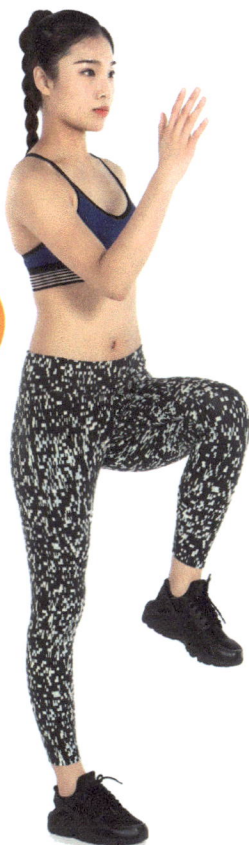

2 屈髋屈膝抬起一侧腿至大腿与地面平行，自然摆臂，呈踏步姿势。另一侧脚前脚掌向下用力蹬地，同时换对侧腿抬起，两腿交替，循环进行。重复规定次数。

军步走 – 直腿

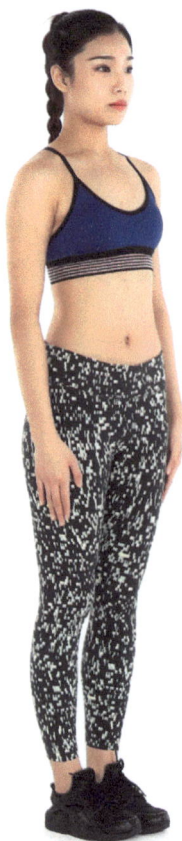

呼吸
全程均匀呼吸。

锻炼量
15~20 次 × **2~3** 组
间歇 **2** 分钟

1 双脚并拢，背部挺直，腹部收紧，双臂自然垂于身体两侧。

核心收紧，双腿保持伸直，动作速率要快，勾脚尖

2 一侧腿伸直，屈髋向前踢出，脚尖勾起，自然摆臂，呈踏步姿势。前脚掌向下用力蹬地，身体重心向前方移动，同时换对侧腿伸直向前踢出，两腿交替，循环进行。注意腿下落时保证髋部充分伸展，腘绳肌受到牵拉，同时保持支撑腿伸直。重复规定次数。

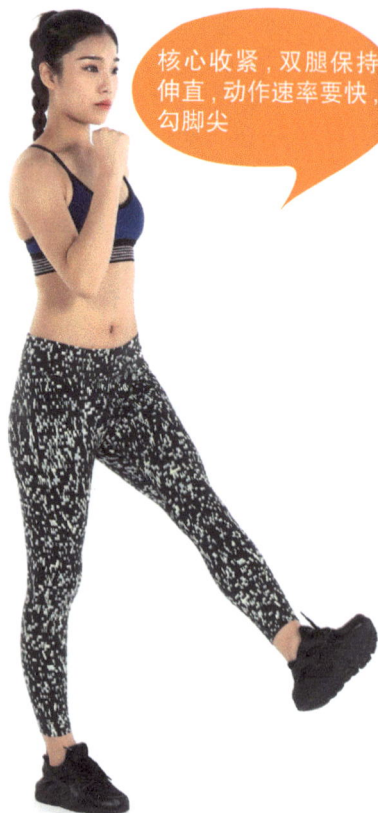

军步走 - 横向

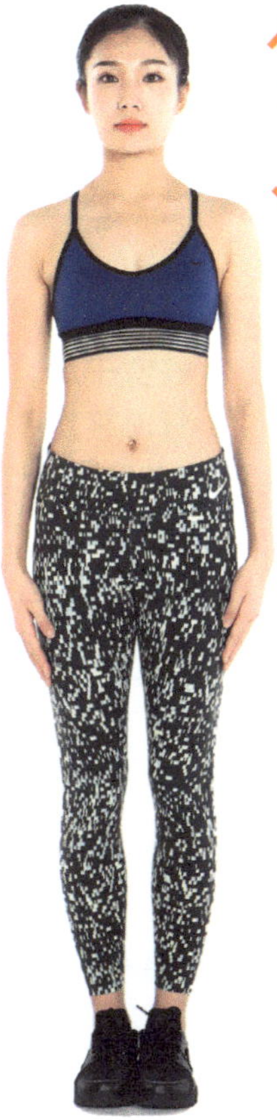

锻炼量

15~20 次 × **2~3** 组
间歇 2 分钟

呼吸
全程均匀呼吸。

1 双脚并拢，背部挺直，腹部收紧，双臂自然垂于身体两侧。

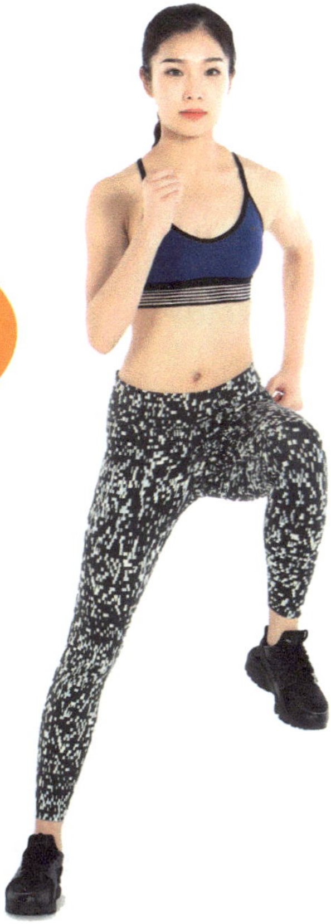

核心收紧，大腿与地面平行，动作速率要快，勾脚尖

2 屈髋屈膝抬起一侧腿至大腿与地面平行，脚尖勾起，自然摆臂，呈踏步姿势。横向移动时，从支撑腿的脚内侧往脚外侧蹬地并发力；抬起腿向外侧展髋，支撑腿前脚掌向下用力蹬地，身体重心向侧方移动；同时换对侧腿抬起，保持两腿不要靠拢。两腿交替，循环进行。重复规定次数。

碎步跑

锻炼量

15~20 秒 × **2~3** 组
间歇 **2** 分钟

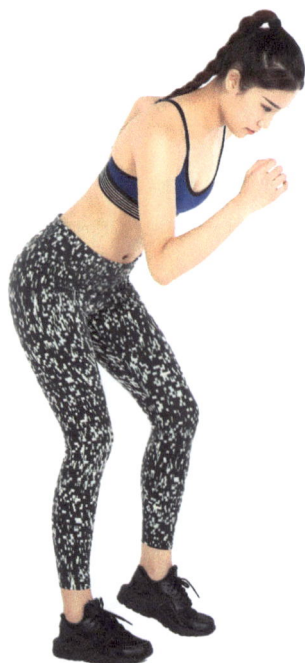

呼吸
全程均匀呼吸。

1 双脚开立，略宽于肩，微微屈髋屈膝，背部平直，腹部收紧，手臂呈前后摆臂状。

2 脚每次抬离地面高度在2英寸以内，用最快的频率进行碎步运动，同时缓慢向前移动。注意节奏变化，脚步由慢逐步到快，到达极限频率，并尽可能维持几秒至减速。始终保持较慢的摆臂频率，尽可能保持上下肢的协调性。在规定时间内持续动作。

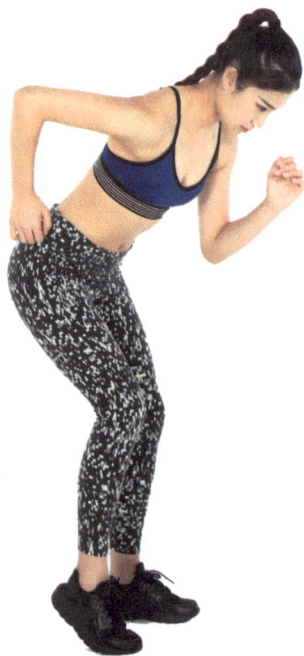

原地踏步

锻炼量
15~20 次 × **2~3** 组
间歇 **2** 分钟

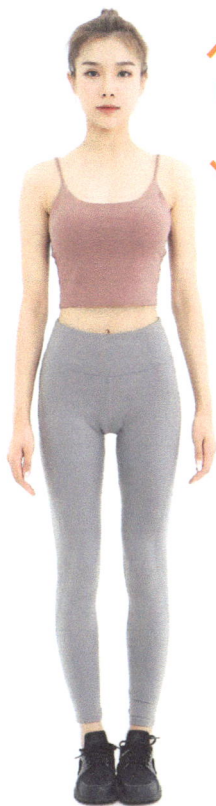

呼吸
全程均匀呼吸。

1 站姿，双脚并拢，腰背挺直，双臂自然放在身体两侧。

全程保持核心收紧，背部挺直

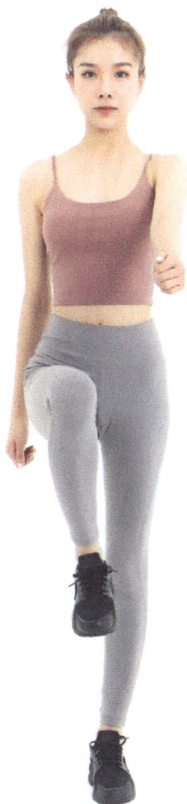

2 一条腿大腿前侧肌群发力屈髋屈膝，将脚抬起至对侧膝关节高度。同侧手臂向后摆动，对侧手臂向前摆动。另一条腿膝关节微屈，注意保持身体平衡。然后将抬起的腿放回起始位置，换至对侧重复以上步骤，两腿交替，循环进行。重复规定次数。

灵活关节、提升平衡能力的简单功能操

	动作名称	锻炼量	
简单功能操A，改善关节受限	1 手臂交叉	20 秒 / 侧 ×2~3 组	间歇 2 分钟
	2 手臂后伸屈肘后推	20 秒 / 侧 ×2~3 组	间歇 2 分钟
	3 坐姿前屈	20 秒 ×2~3 组	间歇 2 分钟
	4 侧向伸展	20 秒 / 侧 ×2~3 组	间歇 2 分钟
	5 动态仰卧腿扭转	8~12 次 ×2~3 组	间歇 2 分钟
	6 跪姿起跑者弓步	20 秒 / 侧 ×2~3 组	间歇 2 分钟
简单功能操B，降低跌倒风险	1 椅子式	15~20 次 ×2~3 组	间歇 2 分钟
	2 徒手蹲 – 旋转	8~12 次 ×2~3 组	间歇 2 分钟
	3 分腿蹲	8~12 次 ×2~3 组	间歇 2 分钟
	4 踝关节八字跳	8~12 次 / 侧 ×2~3 组	间歇 2 分钟
	5 跳蹲 – 双腿支撑	8~12 次 ×2~3 组	间歇 2 分钟
	6 跳蹲 – 单腿支撑	8~12 次 ×2~3 组	间歇 2 分钟

简单功能操 A，改善关节受限

手臂交叉

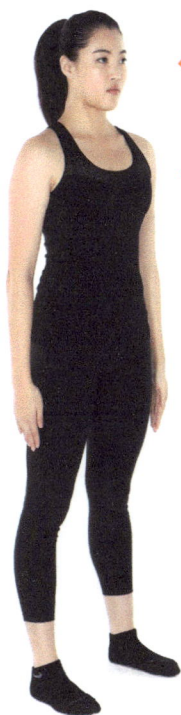

锻炼量
20 秒 / 侧 × **2~3** 组
间歇 **2** 分钟

呼吸
全程保持均匀呼吸。

1 双脚平行开立，脚尖朝前，双腿伸直，臀部收紧，挺胸抬头，目视前方，下颌收紧，双臂伸直自然下垂。

避免耸肩

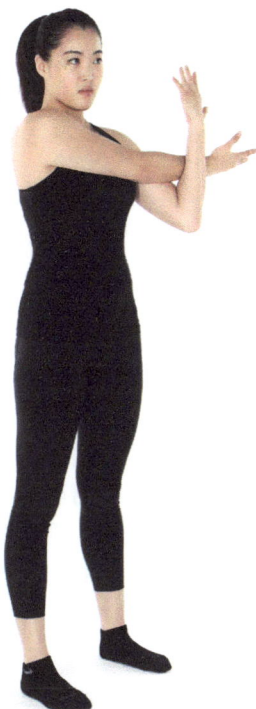

2 一侧手臂伸直向前举起，然后肩关节水平向内收，另一侧手臂屈肘并用肘关节托住伸直的一侧手臂的肘关节。弯曲侧手臂用力，将被拉伸的一侧手臂水平拉向躯干。注意拉伸过程中肩部后侧肌肉应有中等程度的牵拉感，保持该姿势至规定时间。回到起始姿势。换至对侧重复以上步骤。

手臂后伸屈肘后推

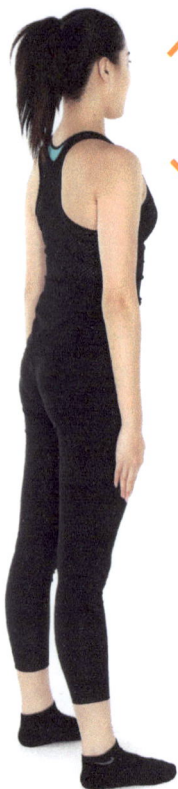

呼吸
全程保持均匀呼吸。

20 秒 / 侧 × **2~3** 组
间歇 2 分钟

1 双脚开立，与肩同宽，脚尖向前。

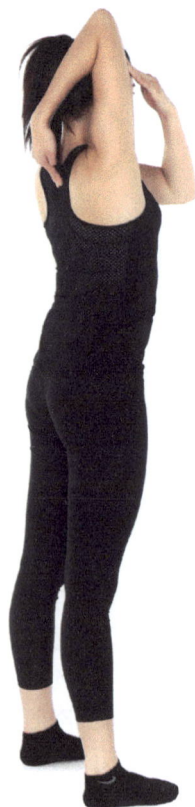

2 目标侧手臂向上伸直，屈肘将手放于两侧肩胛骨之间，对侧手后推目标侧手臂至目标肌肉有中等程度的牵拉感。规定时间内保持姿势。换至对侧重复以上步骤。

坐姿前屈

锻炼量
20 秒 × **2~3** 组
间歇 **2** 分钟

呼吸
全程保持均匀呼吸。

1 坐姿，目视前方，双腿在前向两侧打开，双腿伸直。

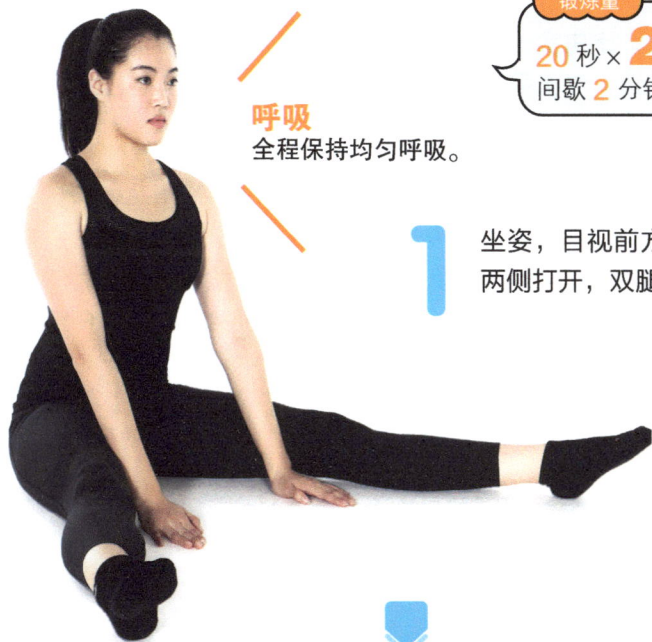

腰背部尽量保持挺直，从髋关节处向前倾

2 含胸低头靠向地面，躯干前倾至双腿之间至目标肌肉有一定程度的牵拉感。规定时间内保持姿势。

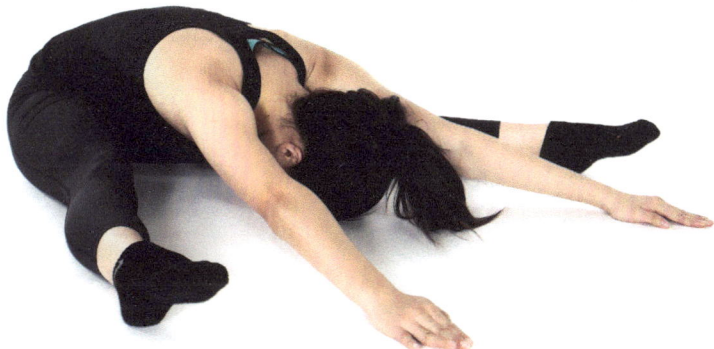

侧向伸展

1 双脚开立，比肩宽，一侧手臂伸过头顶，对侧手扶住大腿。

锻炼量
20 秒 / 侧 × **2~3** 组
间歇 **2** 分钟

2 躯干向伸直手臂的对侧倾斜至目标肌肉有一定程度的牵拉感。规定时间内保持姿势。换至对侧重复以上步骤。

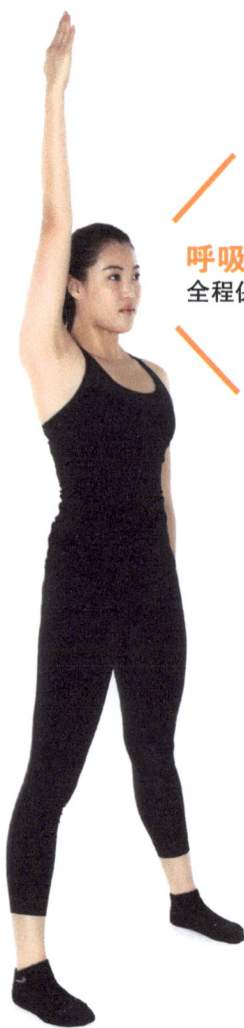

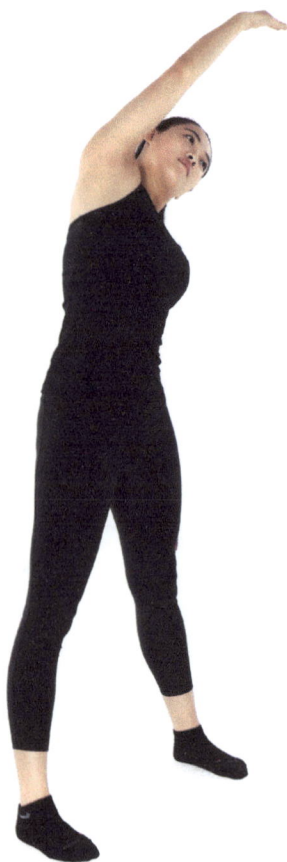

呼吸
全程保持均匀呼吸。

动态仰卧腿扭转

锻炼量

8~12 次 × **2~3** 组
间歇 **2** 分钟

1 仰卧，双手放于身体两侧，双腿屈曲，双脚脚跟支撑于地面。

呼吸
全程保持均匀呼吸。

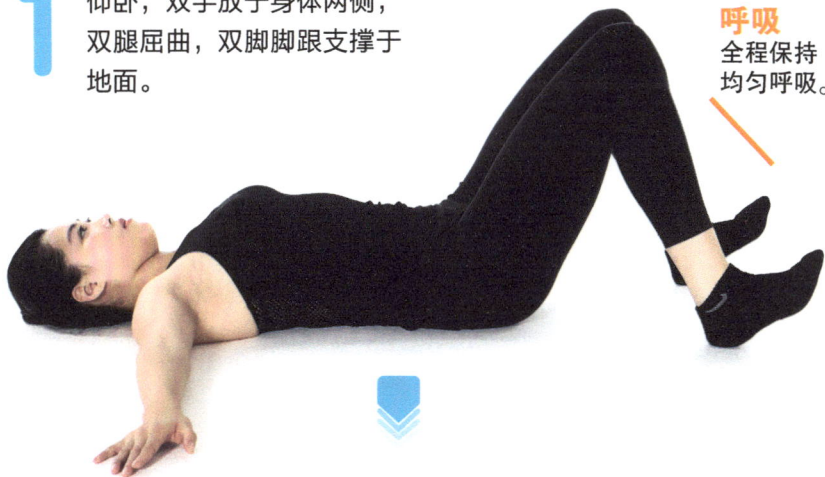

2 一侧腿稍微抬起，另一侧腿向内逐渐靠近地面至目标肌肉有一定程度的牵拉感。回到起始姿势，换至对侧重复以上步骤，两侧交替，循环进行。重复规定次数。

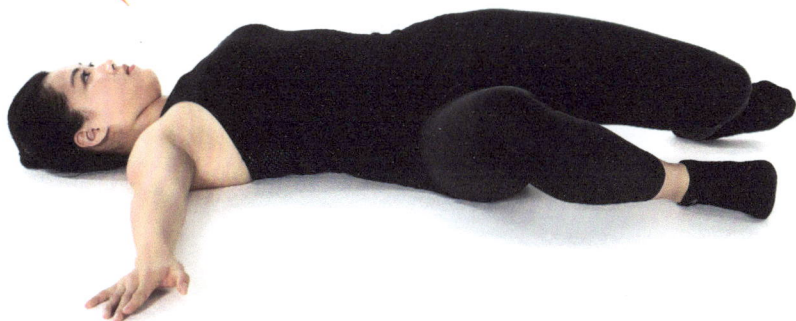

全程保持均匀呼吸，动作过程中应尽可能有控制地达到最大幅度

跪姿起跑者弓步

锻炼量

20 秒 / 侧 × **2~3** 组
间歇 **2** 分钟

呼吸
全程保持均匀呼吸。

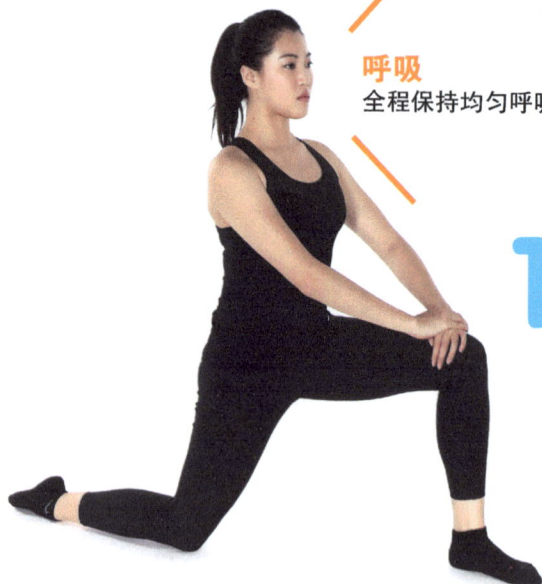

1 单膝跪地，一侧腿向前跨出一步，躯干挺直，双手支撑在前侧大腿上方。

躯干始终保持中立位，核心收紧，后腿保持充分伸展

2 双手推前侧大腿且髋关节向后伸展至目标肌肉有中等程度的牵拉感。规定时间内保持姿势。换至对侧重复以上步骤。

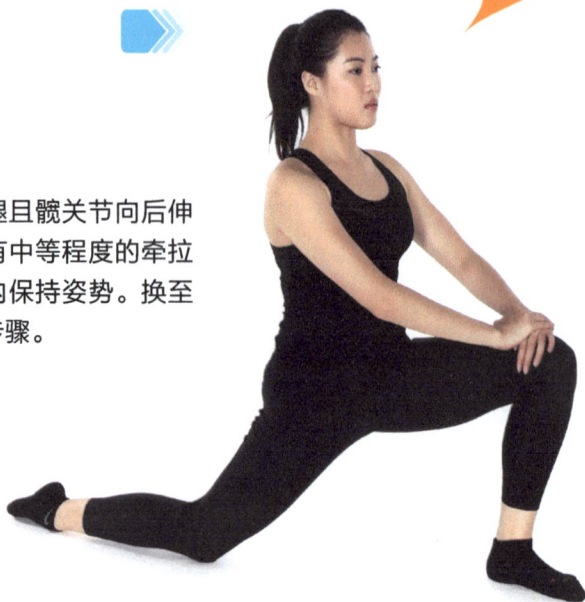

简单功能操 B，降低跌倒风险

椅子式

锻炼量

15~20 次 × **2~3** 组
间歇 **2** 分钟

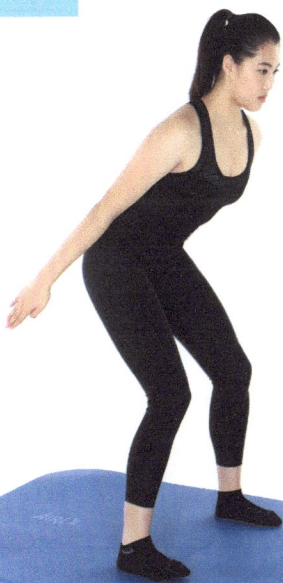

1 双脚开立，比肩宽，双腿屈膝，双脚支撑于垫面，上身前倾，保持背部挺直，双臂伸直置于体侧。

呼吸
上举时吐气，还原时吸气。

2 双肩下沉，手臂伸直向上举至最大幅度，有控制地回到起始姿势。重复规定次数。

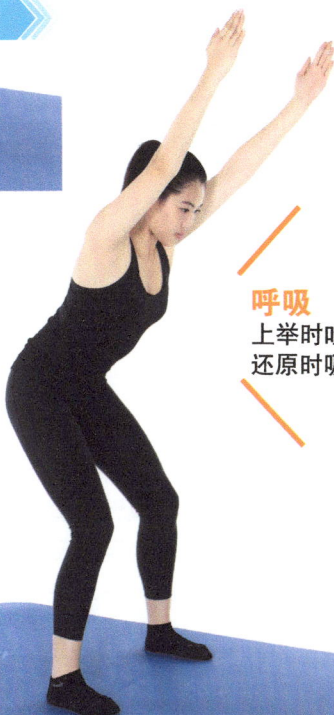

徒手蹲 – 旋转

呼吸
下蹲时吸气，
站起时呼气。

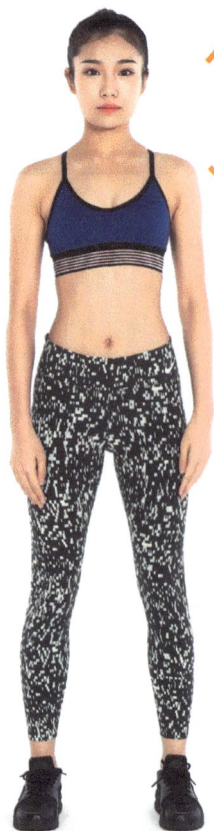

锻炼量
8~12 次 × **2~3** 组
间歇 2 分钟

锻炼量
8~12 次 × **2~3** 组
间歇 2 分钟

1 双脚开立，约与肩同宽，挺胸直背，腹部收紧，双臂自然垂于身体两侧。

核心收紧，膝关节不要超过脚尖，背部平直

2 一侧腿向身体侧后方迈出，身体旋转约45度，屈髋屈膝下蹲至大腿与地面平行，同时双臂伸直前平举。回到起始姿势，换至对侧重复以上步骤，两腿交替，循环进行。重复规定次数。

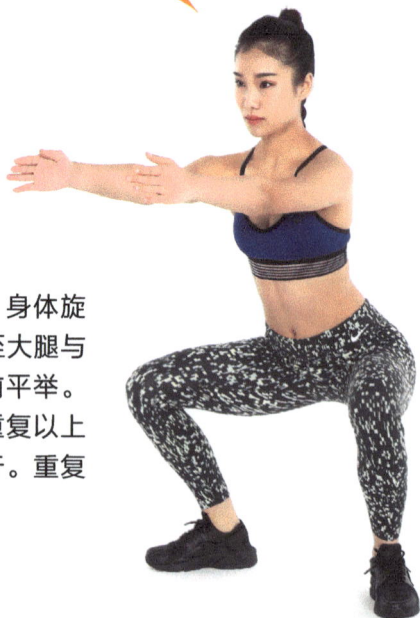

分腿蹲

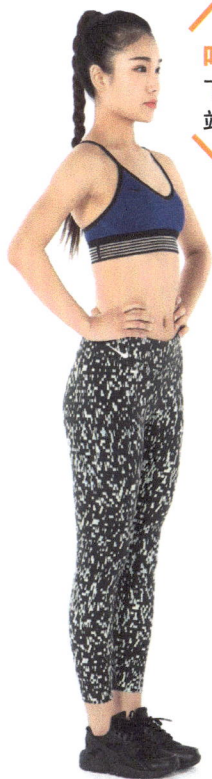

呼吸
下蹲时吸气，
站起时呼气。

锻炼量
8~12 次 × **2~3** 组
间歇 2 分钟

1 双脚并拢站立，挺胸直背，腹部收紧，双手叉腰。

核心收紧，膝关节不要超过脚尖，背部平直

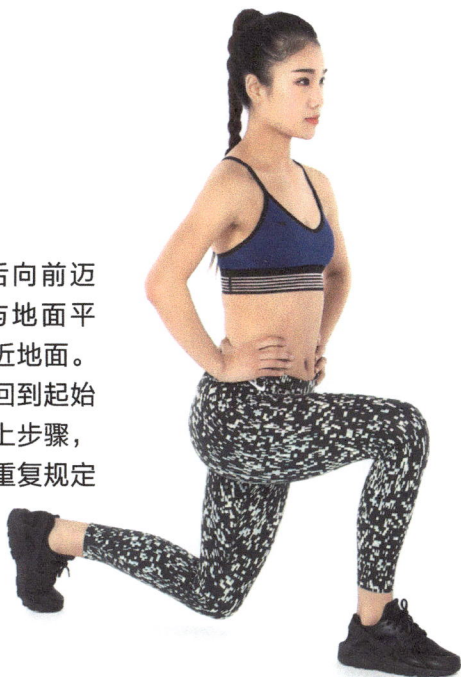

2 一侧腿屈髋屈膝上抬后向前迈步，下蹲至前侧大腿与地面平行，后侧大腿膝关节靠近地面。后侧腿向前侧腿靠拢，回到起始姿势。换至对侧重复以上步骤，两腿交替，循环进行。重复规定次数。

踝关节八字跳

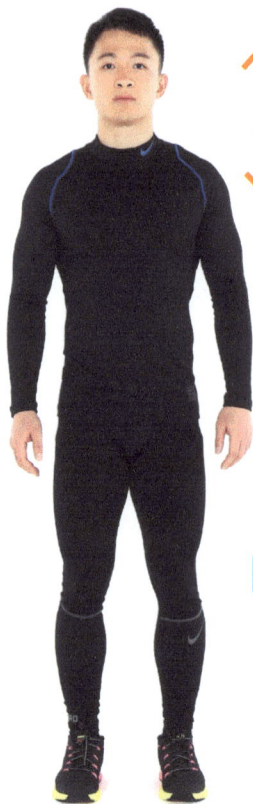

锻炼量
8~12 次 / 侧 × **2~3** 组
间歇 **2** 分钟

呼吸
全程均匀呼吸。

1 双脚开立，小于肩宽，双臂自然垂于身体两侧，目视前方。

核心收紧，双腿保持伸直

2 双脚呈八字内收，小腿发力，踝关节跖屈，向身体一侧跳动。双脚呈八字外展，继续向身体一侧跳动。完成规定次数。换另一个方向，重复以上步骤。

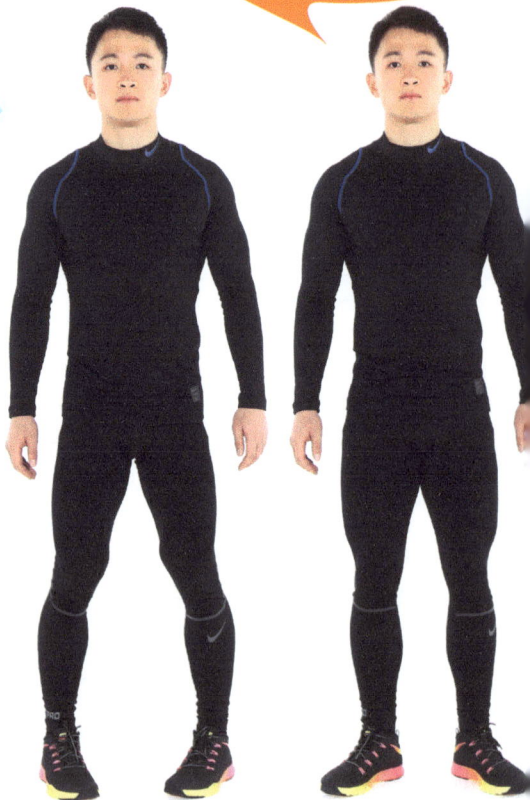

跳蹲 – 双腿支撑

锻炼量
8~12 次 × **2~3** 组
间歇 **2** 分钟

1 双脚开立，约与肩同宽，背部挺直，腹部收紧，双臂伸直举过头顶，保持掌心相对，脚跟离地。

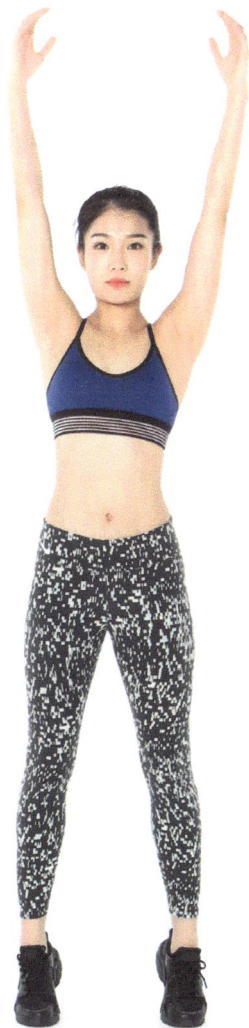

2 双臂快速向下摆动，身体跳起，落地时屈髋屈膝下蹲，双腿支撑，保持稳定的身体姿态。回到起始姿势，重复规定次数。

核心收紧，下蹲速度要快，膝关节不要超过脚尖，膝关节不要内扣

呼吸
下蹲时呼气，恢复时吸气。

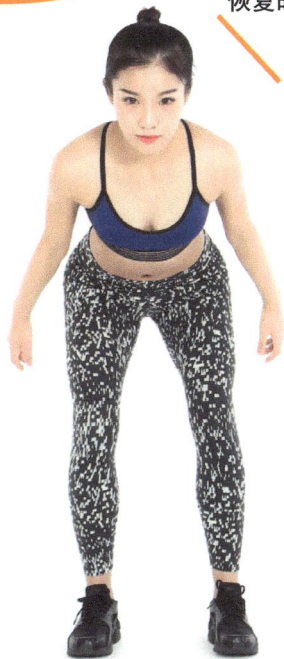

跳蹲 – 单腿支撑

锻炼量

8~12 次 × **2~3** 组
间歇 **2** 分钟

1 双脚开立，约与肩同宽，背部挺直，腹部收紧，双臂伸直举过头顶，保持掌心相对，脚跟离地。

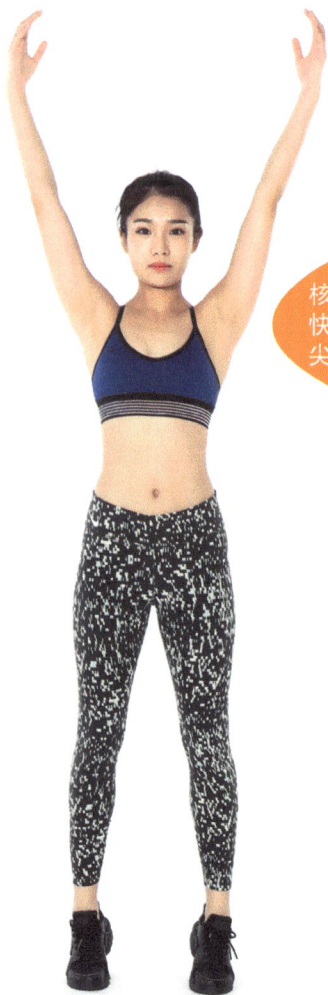

2 双臂快速向下摆动，身体跳起，落地时屈髋屈膝下蹲，用一侧腿支撑，保持稳定的身体姿态。换至对侧重复以上步骤，两腿交替，循环进行。重复规定次数。

核心收紧，下蹲速度要快，膝关节不要超过脚尖，膝关节不要内扣

呼吸
下蹲时呼气
恢复时吸气

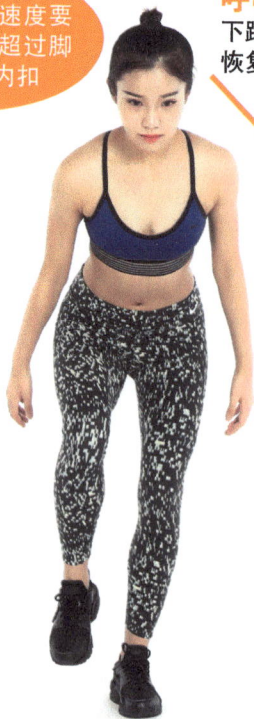

控糖不是戒糖，很多食物都可以吃

饮食控制的三大关键原则

饮食控制是贯穿糖尿病防控始终的十分基础和十分重要的手段。长期控制血糖，让其稳定在达标区间内，可以有效控制糖尿病病程的发展，防止或减少并发症的发生，提高生活质量，延长预期寿命，享受健康人生。但是很多人会把饮食治疗狭隘地理解成"非常严苛的饮食控制"。确诊糖尿病，甚至只是血糖升高以后，很多人就不敢吃主食，害怕吃水果，恐惧吃肉类，不愿喝牛奶，担心吃坚果，炒菜不放油，每天只吃粗粮和蔬菜，以为只能用这种"清汤寡水"的饮食来控制血糖。殊不知，这种饮食有可能让血糖忽高忽低，对血糖控制无益。其实，只要遵循正确的糖尿病医学营养治疗原则，糖尿病患者完全可以像正常人一样，选择多种多样的食物，为自己安排丰富的饮食。

在饮食控制上，糖尿病患者存在的一个误区就是，认为"糖"是糖尿病的罪魁祸首，控制饮食就要戒糖。但事实上，血液中的葡萄糖是人体最主要的能量来源，而我们的一切生命活动都需要能量，包括呼吸、心跳、血液循环、神经传导、大脑思考、肌肉收缩等。可以说，没有能量就没有生命。糖尿病患者同样离不开糖，他们要做的是控制糖的摄入量，而不是完全戒糖。

在饮食控制上，糖尿病患者应遵循下面三个关键原则。

关键原则之一：控制摄入的总能量

糖尿病患者应合理规划自己每日摄入的总能量，以保持理想的体重。糖尿病患者应结合年龄、性别、BMI、生理状况、体力活动强度及合并症和并发症的情况来估算每日摄入的总能量，其中，BMI 和体力活动强度是要重点考虑的因素。超重或肥胖的患者要限制总能量的摄入，增加能量的消耗，适当减轻体重，达到理想体重；消瘦的患者则要增加总能量的摄入，适当增加体重，以达到或维持理想体重。具体可参考下表及相关公式来计算自己每日的能量需求。

成年糖尿病患者每日单位标准体重的能量需求
[单位：kcal/（kg·d）]

体力活动强度	体形		
	消瘦（BMI<18.5 kg/m²）	正常（BMI 为 18.5~23.9 kg/m²）	超重或肥胖（超重：BMI 为 24.0~27.9 kg/m²；肥胖：BMI ≥ 28 kg/m²）
高强度（如农民、建筑工、搬运工、伐木工、舞蹈演员等）	45~50	40	35
中等强度（如学生、司机、电工、外科医生等）	40	35	30
低强度（如办公室职员、教师、售货员、钟表修理工、退休人员等）	35	30	20~25
卧床	20~25	15~20	15

注：对于年龄超过 50 岁的个体，每增加 10 岁，每日单位标准体重的能量需求应酌情减少 10% 左右；1kcal ≈ 4.19kJ，后不再说明。

根据自己的BMI和体力活动强度，确定每日单位标准体重[标准体重（kg）=身高（cm）-105]的能量需求后，就可以通过以下公式计算出糖尿病患者每日需要摄入的总能量：每日的能量需求=标准体重（kg）× 每日单位标准体重的能量需求[kcal/（kg·d）]。

每日的能量需求计算示例

王先生，男，63 岁，退休人员，确诊糖尿病 1 年，现身高 176cm，体重 80kg，可依照下述步骤计算出他每日的能量需求。

1. 计算标准体重：标准体重 = 身高（cm）–105=71（kg）。

2. 计算 BMI：BMI= 体重（kg）÷ 身高 ^{2}（m^2）≈ 25.8（kg/m^2）。

3. 判断体形：王先生 BMI 为 25.8kg/m^2，属于超重体形。

4. 判断体力活动强度：王先生为退休人员，体力活动强度为低强度。

5. 确定每日单位标准体重的能量需求：王先生属于超重体形和低强度体力活动者，该值为 20~25kcal/（kg·d），但他已经 63 岁，该值应酌情减少 10% 左右，因此他的每日单位标准体重的能量需求可取 22.5kcal/（kg·d）。

6. 确定每日的能量需求：每日的能量需求 = 标准体重（kg）× 每日单位标准体重的能量需求［kcal/（kg·d）］=1597.5（kcal/d），约等于 1600kcal/d。

在了解自己每日能量需求的基础上，糖尿病患者就可以利用食物交换份的方法（具体见本章的"根据食物交换份配餐，科学又方便"）来为自己选择每餐的食物，以控制每日摄入的总能量。

关键原则之二：平衡膳食

糖尿病患者可遵循《中国居民膳食指南（2022）》的相关指导，坚持以谷类为主的平衡膳食模式，避免出现全谷物、新鲜蔬菜、新鲜水果、奶类、鱼虾类、大豆类摄入不足而油、盐、糖摄入量超标的情况。此外，下文还以红色字体列出了糖尿病患者需要格外注意的地方。

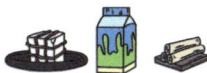

油、盐

奶类和豆类
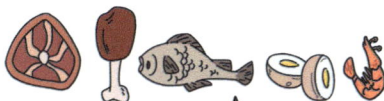

畜禽鱼蛋

蔬菜水果
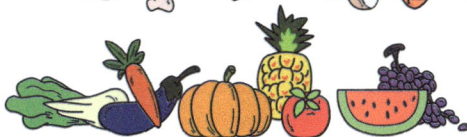

谷薯类
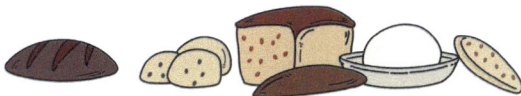

水

· 每天的膳食应包括谷薯类、蔬菜水果、畜禽鱼蛋、奶类和豆类食物。

· 平均每天摄入12种以上食物，每周25种以上，合理搭配。

· 每天摄入谷薯类食物200~300g，其中，全谷物和杂豆类食物50~150g，薯类食物50~100g。

· 餐餐有蔬菜，保证每天摄入不少于300g的新鲜蔬菜，深色蔬菜应占一半。

· 天天吃水果，保证每天摄入200~350g的新鲜水果。果汁不能代替鲜果。

· 摄入各种各样的奶类，摄入量相当于每天摄入300mL以上液态奶。

建议糖尿病患者每日摄入奶类500g（或500mL）。对于超重肥胖或合并血脂异常、动脉粥样硬化等的糖尿病患者，推荐喝低脂奶或脱脂奶；对于乳糖不耐受的糖尿病患者，推荐喝无糖酸奶。

· 经常吃全谷物、大豆制品，适量吃坚果。

· 鱼、禽、蛋类和瘦肉摄入要适量，平均每天120~200g。

· 每周宜吃鱼2次或300~500g，蛋类300~350g，畜禽肉300~500g。

· 少吃深加工肉制品。

· 鸡蛋营养丰富，吃鸡蛋不弃蛋黄。

· 优先选择鱼，少吃肥肉、烟熏和腌制肉制品。

· 培养清淡饮食习惯，少吃高盐和油炸食品。成年人每天摄入食盐不超过5g，摄入烹调油25~30g。

对大多数中国人来说，每天食盐的摄入量在11g左右。有超过80%的中国人每日食盐摄入量均大于5g。因此糖尿病患者一定要注意减少每日食盐、含盐调味品及含盐食品的摄入量。

· 控制添加糖的摄入量，每天不超过50g，宜控制在25g以下。

糖尿病患者不应喝含糖饮料，不应吃甜点及蜂蜜、红糖、冰糖、黑糖等。

· 反式脂肪酸每天摄入量不超过2g。

· 儿童青少年、孕妇、乳母以及慢性病患者不应饮酒。成年人如饮酒，一天饮用的酒精量不超过15g。

饮酒对糖尿病病情控制无任何好处。有饮酒嗜好的糖尿病患者应立即戒酒。

· 足量饮水，少量多次。在温和气候条件下，体力活动强度低的成年男性每天喝水1700mL，体力活动强度低的成年女性每天喝水1500mL。推荐喝白水或茶水，少喝或不喝含糖饮料，不用饮料代替白水。

糖尿病患者应注意，对于推荐的每天饮水量，不是一次性喝完，应按每隔2小时饮水1次的频率平均分配，少量多次饮水。推荐喝白开水和淡茶水。

关键原则之三：规律进餐

糖尿病患者应养成规律进餐的习惯，定时定量，不漏餐，每天吃早餐。建议每天早晨7点至8点吃早餐，上午9点至10点吃上午加餐，中午12点至13点吃午饭，下午3点至4点吃下午加餐，晚上6点至7点吃晚餐，睡前1小时吃睡前加餐。尽量做到每天如此，不要今天11点吃午餐，明天下午1点吃午餐。偶尔不能按时进餐或不方便吃饭导致漏餐时，一定要及时加餐，以免过度饥饿导致低血糖或下一餐进食过多。

饮食控制的好习惯与坏习惯

好习惯：使用分餐制

我国家庭普遍实行合餐制，也就是全家人围坐在一起，共同享用所有餐食，这种进餐方式不利于把控自己每餐摄入多少食物。推荐使用最简单的分餐方式：为自己单独准备餐食。这样一来，就很容易根据食物交换份，搭配出符合自己每日饮食量的餐食，且更符合食品卫生要求。

好习惯：进食细嚼慢咽

吃饭时增加咀嚼次数，减慢进食速度，有助于降低食欲、避免饮食过量。胃发送吃饱信号到大脑接收到吃饱信号需要15~20分钟。进食速度过快，到大脑接收到吃饱信号时，很可能已经吃多了，这对于糖尿病患者的能量控制和血糖控制十分不利。建议糖尿病患者进餐时细嚼慢咽，每餐用时不宜过短，也不宜过长，早餐用时以15~20分钟为宜，午餐、晚餐用时以30分钟为宜。

坏习惯：高油、高盐饮食

糖尿病患者摄入不同数量和种类的脂肪，自身的糖代谢及血脂会受到不同的影响。长期使用高脂肪膳食模式会进一步损害糖耐量，提高肥胖、血脂代谢紊乱和心血管并发症的发生风险。对糖尿病患者来说，推荐脂肪的供能比不宜超过30%。n-3系多不饱和脂肪酸就属于推荐脂肪，可降低心血管疾病的发生风险，还可能降低高血压和急性心血管事件的发生风险。而饱和脂肪酸和反式脂肪酸是导致低密度脂蛋白胆固醇（Low-Density Lipoprotein Cholesterol，LDL-C）升高的主要因素，属于不推荐脂肪。糖尿病患者应尽可能减少膳食中的饱和脂肪酸和反式脂肪酸，这有利于维持心血管系统的健康。

前文已提到，烹调油每天的摄入量为25~30g。糖尿病患者在选择食用油时，应优先考虑富含不饱和脂肪酸的植物油，如花生油、大豆油、菜籽油、葵花籽油、玉米油、橄榄油、亚麻籽油和油茶籽油等。尽量避免摄入椰子油、棕榈油等饱和脂肪酸含量较高的植物油，以及猪油、黄油、奶油等动物性油脂。此外，不宜食用曲奇、酥饼、油炸食品、人造黄油等加工食品，因为这些加工食品往往含有氢化植物油，而氢化植物油含有反式脂肪酸，过量食用会增加糖尿病患者罹患心脑血管疾病的风险；还要尽量避免摄入香肠、火腿、培根、肉罐头等深加工肉制品。

盐的摄入量超标也是很多糖尿病患者的一个主要饮食问题。口味较重的人群，每天盐的摄入量可能达到15g左右。经常在外就餐、点外卖或炒菜放过多的盐、味（鸡）精、酱油及其他含盐的调味料，会使一天盐的摄入量轻易超过5g。摄入过多的盐会导致血压升高，此外，高盐饮食还会刺激食欲，造成进食量增加，间接影响血糖、血脂。

糖尿病患者应从科学选购食材入手来减少盐的摄入量。应选择新鲜的肉类、鱼类、蛋类、蔬菜和水果，尽量不选择预包装食品。确需食用预包装食品时，要查看配料表和营养成分表，根据营养成分表选择钠含量低的食品，尤其注意挂面、面包、饼干、罐头和膨化食品等常见食品，以及酱油、蚝油、豆瓣酱、味精、鸡精、沙拉酱等常见含盐调味品中钠的含量。尽量不食用钠含量高的酱腌菜、腌腊肉、蜜饯等。推荐选择同类产品中钠含量相对较低。

坏习惯：不吃主食

部分糖尿病患者觉得食用主食会使血糖大幅度上升，主食吃得越少，血糖控制的效果越好，所以他们会在一日三餐中都降低主食的摄入量，有的人甚至不吃主食。其实这种做法并不科学。主食指主要成分为碳水化合物的食物，如米、面等。碳水化合物是人体能量的主要来源，它进入人体后会转化为葡萄糖，虽然会使血糖升高，却是人体不可或缺的，摄入过少也会带来一些问题。

过于严格地限制主食的摄入将导致糖尿病患者的碳水化合物摄入不足，使身体长期处于半饥饿状态，这对病情的控制极为不利。首先，碳水化合物摄入不足会抑制内源性胰岛素的分泌，这将严重影响糖尿病的控制。其次，若碳水化合物摄入不足，作为机体主要能量来源的葡萄糖的供应便会陷入短缺困境。在此种情形下，机体为维系必要的能量供给，就不得不启用蛋白质与脂肪储备。若蛋白质分解状态长期存在，身体就会逐渐出现瘦弱、乏力、抵抗力衰退等不良症状，这使得机体极易遭受各种感染。而当脂肪过度分解时，机体内会生成大量酮体，无法及时、充分地被代谢的酮体极有可能诱发酮症酸中毒。最后，当机体处于饥饿状态时，胰高血糖素等升糖激素会迅速发挥作用，一方面加速糖原分解进程，另一方面增强糖异生作用，以补充血液中葡萄糖的不足，最终导致反应性高血糖的出现。日常生活中，许多糖尿病患者都有过这样的经历：即便未摄入食物血糖依然偏高，这极有可能就是上述原因造成的。

根据中国营养学会每日膳食推荐量，成年人每日摄入的碳水化合物应占总能量的55%~65%，糖尿病患者可略低，在50%~60%即可。具体来讲，由于大脑、神经系统和血细胞的唯一能量来源是葡萄糖，因此糖尿病患者每日的碳水化合物摄入量不应低于130g。在具体食物层面，可参照本章关于谷薯类食物摄入量的推荐。此外，糖尿病患者采用以低血糖生成指数食物为主的膳食结构，有助于减少膳食脂肪的摄入，对血糖的控制更有利。

综上，糖尿病患者必须餐餐有主食，主食还应达到一定的量。此外，还要注意"粗""细"搭配。根据《中国居民膳食指南（2022）》，摄入的粗杂粮和全谷物在谷薯类食物中的占比应达到1/3。粗杂粮和全谷物指全麦面粉、糙米、燕麦、玉米、小米、青稞、荞麦、薏米、藜麦、高粱米等，这些谷物曾被中国营养学会评为"十大好谷物"。相比之下，白米饭、白馒头、白面条、白面包、白粥等"五白"主食则属于精制谷物，不但营养价值相对较低，而且不利于2型糖尿病、心脑血管疾病的防控。

根据食物交换份配餐，科学又方便

　　所谓食物交换份，就是将食物按照来源、性质分成四大组、八大类，一定重量的食物称为一个交换份，每个交换份提供的热量是一样的。就同一类别的食物而言，只要重量相同，其蛋白质、碳水化合物和脂肪的含量也相近，因此可以灵活替换。每份食物所含热量均为 90kcal，便于糖尿病患者了解和控制每日摄入的总能量。每日饮食中包含四大组食物，即可构成平衡膳食。因此，根据食物交换份配餐科学、方便，其应用使糖尿病患者可以轻松根据自己的每日能量需求来设计食谱，并在其中加入丰富的食物。

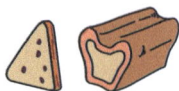
谷薯组

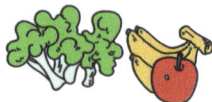
蔬果组

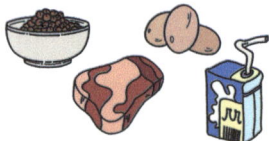
肉蛋组

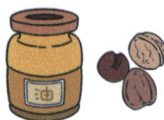
油脂组

为什么每份食物包含的热量是 90 kcal，而不是 50 kcal 或 100kcal 呢？

　　该数值（90kcal）的设置充分考虑了中国人的食物计量习惯。例如，谷薯类，也就是我们常说的主食，每份的重量为 25g（也就是我们常说的半两）左右，蔬菜类每份的重量大多为 500g（也就是我们常说的一斤），肉蛋类每份的重量为 50 克（也就是我们常说的一两），这样便于大家记忆。注意，这里的重量指的是食物的生重。

四大组、八大类食品交换份的营养价值

组别	类别	每份重量/g	能量/kcal	蛋白质/g	脂肪/g	碳水化合物/g	主要营养素
谷薯组	谷薯类	25	90	2.0	–	20.0	碳水化合物 膳食纤维
蔬果组	蔬菜类	500	90	5.0	–	17.0	维生素 矿物质 膳食纤维
	水果类	200	90	1.0	–	21.0	
肉蛋组	大豆类（干豆）	25	90	9.0	4.0	4.0	蛋白质 脂肪
	奶类	160	90	5.0	5.0	6.0	
	肉蛋类	50	90	9.0	6.0	–	
油脂组	硬果类	15	90	4.0	7.0	2.0	脂肪
	油脂类	10（1汤匙）	90	–	10.0	–	

不同能量需求的糖尿病患者所需营养素和各类食品交换份数

能量需求	蛋白质		脂肪		碳水化合物		谷薯类（米、面）		蔬菜类		肉蛋类（瘦肉、蛋）		大豆类（豆腐干）		奶类		油脂类	
kcal	g	%	g	%	g	%	g	份	g	份	g	份	g	份	g	份	g	份
1000（实际能量：1063.5）	47	18	31.5	27	148	55	150	6	500	1	100	2	25	0.5	240	1.5	10	1
1200（实际能量：1239.5）	51	17	31.5	23	188	60	200	8	500	1	100	2	25	0.5	240	1.5	10	1
1400（实际能量：1417.5）	57.5	16	39.5	25	208	59	225	9	500	1	125	2.5	25	0.5	240	1.5	15	1.5
1600（实际能量：1639.5）	68.5	17	49.5	27	230	56	250	10	500	1	150	3	25	1	240	1.5	20	2

能量需求 kcal	蛋白质 g	蛋白质 %	脂肪 g	脂肪 %	碳水化合物 g	碳水化合物 %	谷薯类（米、面）g	谷薯类（米、面）份	蔬菜类 g	蔬菜类 份	肉蛋类（瘦肉、蛋）g	肉蛋类（瘦肉、蛋）份	大豆类（豆腐干）g	大豆类（豆腐干）份	奶类 g	奶类 份	油脂类 g	油脂类 份
1800 （实际能量：1860.5）	72.5	16	54.5	26	270	58	300	12	500	1	150	3	50	1	240	1.5	25	2.5
2000 （实际能量：2080.5）	79	15	54.5	24	318.5	61	350	14	750	1.5	150	3	50	1	240	1.5	25	2.5
2200 （实际能量：2256.5）	83	15	54.5	22	358.5	63	400	16	750	1.5	150	3	50	1	240	1.5	25	2.5
2400 （实际能量：2477.5）	91.5	15	57.5	21	398.5	64	450	18	750	1.5	175	3.5	50	1	240	1.5	25	2.5

糖尿病患者可以参照上表，遵循下述步骤，为自己设计每日餐食。

1.根据每日能量需求，确定所需每类食物交换份的份数及重量。

2.据糖尿病患者配餐原则，按照适当的比例（例如，早餐20%、午餐40%和晚餐40%）分配谷薯类食物，其余食物可依据自己的情况均衡分配。

3.为每类食物挑选出具体的食材，搭配制作不同的餐食。

在整个过程中，还应注意以下几点。

1.所选择的谷薯类食物应包含全谷物，且"粗""细"搭配。

2.就肉蛋组食物而言，应选择富含优质蛋白而脂肪含量低的食物，做到品种丰富。

3.就蔬菜类食物而言，多选择维生素、矿物质含量高且热量低、饱腹感强的食物。

4.采用凉拌、清炒、做清汤等烹调方式，避免高温、油炸等烹调方式。

5.注意盐摄入量和饮水量。

每日餐食设计示例

王先生每日的能量需求约为 1600kcal，可依照下述步骤为他设计每日餐食。

1.确定所需每类食物（不包括水果类和硬果类）交换份的份数及重量。

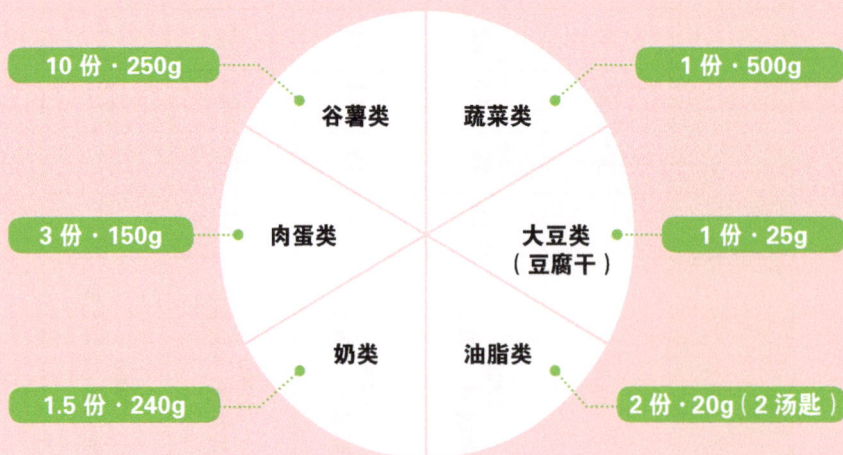

谷薯类	10 份 · 250g
蔬菜类	1 份 · 500g
肉蛋类	3 份 · 150g
大豆类（豆腐干）	1 份 · 25g
奶类	1.5 份 · 240g
油脂类	2 份 · 20g（2 汤匙）

每日餐食设计示例

2. 确定三餐包含的每类食物交换份的份数。

早餐（份数）	
谷薯类	2
蔬菜类	0.1
大豆类（豆腐干）	—
奶类	1.5
肉蛋类	1
油脂类	—

午餐（份数）	
谷薯类	4
蔬菜类	0.5
大豆类（豆腐干）	0.5
奶类	—
肉蛋类	1
油脂类	1

晚餐（份数）	
谷薯类	4
蔬菜类	0.4
大豆类（豆腐干）	0.5
奶类	—
肉蛋类	1
油脂类	1

3. 根据所需的每类食物的重量，挑选食材，采用推荐的烹调方式制作餐食。

4. 确定每日盐摄入量：5g；饮水量：1700mL。

正确利用 GI 和 GL 为自己挑选食物

不同种类和数量的碳水化合物均会影响餐后血糖，其摄入总量是影响餐后血糖的首要因素。糖尿病患者在选择富含碳水化合物的食物时，必须考虑每一种食物的血糖生成指数（Glycemic Index，GI）和血糖负荷（Glycemic Load，GL）。

血糖生成指数

GI是衡量食物被摄入后引起的血糖变化程度的重要指标。血糖生成指数（GI）用于衡量特定食物相较于葡萄糖，在提升血糖的速度与效能方面的表现。通常，葡萄糖的GI值被定为100。倘若某种食物相较于葡萄糖，促使血糖上升的速度更快、效能更强，那么它的GI值就大于100；相反，要是该食物相较于葡萄糖，提升血糖的速度更慢、效能较弱，其GI值就低于100。一般而言，GI小于等于55的食物被视为低GI食物；GI大于55小于等于70的食物被视为中GI食物；GI大于70的食物被视为高GI食物。

GI较高的食物，如精米白面、白糖等，进入胃肠道以后，消化快、吸收率高，生成的葡萄糖会迅速地进入血液，导致血糖迅速升高；GI较低的食物，在进入胃肠道后，消化与吸收的进程较为缓慢，停留的时间较长。这使得血糖上升平缓，不会出现峰值过高的情况，后续下降过程也平稳，不会陡然下滑。如此一来，既避免了血糖大幅波动，又能防止低血糖发生。因此，糖尿病患者应尽量选择GI较低的食品，可参考下表选择低GI食物，少吃高GI食物。例如，玉米糁、荞麦面等比精米白面的GI低，可适当地选择一部分替代精米白面，做成玉米面窝头、两样面（白面+荞麦面）花卷等混合主食。

常见食物 GI 分类表

类别	低 GI 食物	中 GI 食物	高 GI 食物
谷类及制品	小麦、大麦、黑麦、荞麦、黑米、莜麦、燕麦、青稞、玉米、稻麸、燕麦麸、青稞麸、玉米粒粥、燕麦片粥、强化蛋白面条,加鸡蛋面条、硬质小麦面条、通心面、意大利面、乌冬面、玉米饼、薄煎饼	糙米饭、大米饭、糯米饭、速食米饭、小米粥、全麦面、黄豆挂面、荞麦面条、玉米面粗粉、印度卷饼、比萨饼(含乳酪)	大米饭、糯米饭、速食米饭、即食大米粥、白面馒头、烙饼、米饼
薯类、淀粉及制品	山药、雪魔芋、芋头(蒸)、山芋、土豆粉条、藕粉、苕粉、豌豆粉丝	土豆(煮、蒸、烤)、土豆片(油炸)	土豆泥、红薯(煮)
豆类及制品	黄豆、黑豆、青豆、绿豆、蚕豆、鹰嘴豆、芸豆、豆腐、豆腐干	—	—
蔬菜	芦笋、菜花、西兰花、芹菜、黄瓜、茄子、莴笋、生菜、青椒、西红柿、菠菜	甜菜	南瓜
水果及其制品	苹果、梨、桃、李子、樱桃、葡萄、猕猴桃、柑橘、芒果、芭蕉、香蕉、草莓	菠萝、哈密瓜、水果罐头(如桃、杏)、葡萄干	西瓜
乳及乳制品	牛奶、奶粉、酸奶、酸乳酪	—	—
坚果、种子	花生、腰果	—	—
糖果类	乳糖、果糖	—	葡萄糖、麦芽糖、白糖、蜂蜜、胶质软糖

需要注意的是,GI是选择富含碳水化合物的食物的重要指标,并不适合其他类型食物的选择。例如,富含脂肪的肥肉,GI并不高,但并不适合糖尿病患者,原因是肥肉含有很多饱和脂肪酸,吃太多会引起能量摄入过多,导致体重超标、高脂血症等,给糖尿病的治疗带来不利影响。

医生说

对于糖尿病膳食,简单烹调即可。

食物在烹饪过程中被加工得越碎、越熟、越烂,越容易被消化、吸收,被摄入后血糖升高得越快。因此,糖尿病患者应选择尽可能简单的烹调方式,如凉拌、水煮等。

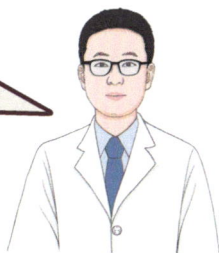

血糖负荷

GL能反映一定重量的食物被摄入后引起的血糖变化程度。它的计算公式：GL（g）=食物所含的实际可利用的碳水化合物的重量（g）×GI÷100。例如，玉米片的GI为81，那么，包含26g碳水化合物的玉米片的GL=26×81÷100≈21（g）。

GL可量化评估一份食物或整体饮食的血糖效应，因为它综合考虑了食物的血糖生成能力与碳水化合物总含量。相较GI，GL能更精准反映所选食物对血糖变化的实际影响。实际上，即便某种食物的GI较高，若其碳水化合物含量少的话，对血糖的影响也不会太大。比如，高GI食物南瓜，GI值为75，但每100g南瓜仅含约5克碳水化合物。所以，日常适量吃南瓜不会让血糖大幅波动。

一般而言，GL小于10的食物被视为低GL食物，对血糖的影响很小；GL为10~19的食物被视为中GL食物，对血糖影响不大；GL大于20的食物被视为高GL食物，对血糖影响很大。糖尿病患者在搭配饮食时，应综合考虑食物的GI和GL。

医生说

没有绝对禁忌食物，重要的是控制食用量。

以西瓜为例。有些糖尿病患者会将西瓜视为坚决不能吃的食物，其实大可不必。对很喜欢西瓜的患者而言，可以少量食用西瓜。西瓜的GI不低，达到72，但它的碳水化合物含量并不高，100g西瓜只含有5.5g的可利用碳水化合物。500g西瓜的GL为19.8，接近20，对血糖的影响比较明显；但150g西瓜的GL仅为5.94，对血糖的影响并不大，糖尿病患者可以食用适量的西瓜。其他食物同理。

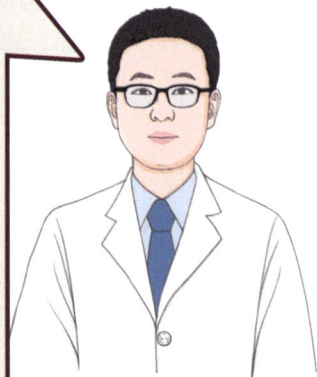

常见食物的血糖负荷

食物名称	每份的重量 /g 或 mL	每份的血糖负荷 /g
主食类		
大米饭	25	10.1
面条（小麦粉）	25	11.8
燕麦面包	35	10.8
白馒头	35	13.3
烙饼	35	14.7
烧饼	35	20.2
藕粉	25	6.9
山药	75	4.4
红薯	100	14.3
蔬果类		
胡萝卜	100	5.5
南瓜	175	5.9
樱桃	100	2.3
桃	100	3.1
芒果	100	3.9
苹果	100	4.4
菠萝	100	6.3
草莓	150	4.3
西瓜	250	9.9
干豆及坚果类		
花生	15	0.4
黄豆	25	0.7
蚕豆	25	2.5
板栗	50	10.7
乳制品类		
酸奶	130	2.3
全脂牛奶	160	3
脱脂牛奶	160	1.6

很有帮助的早午晚餐饮食建议

早餐饮食建议

对糖尿病患者来说，合格的早餐应包含淀粉类食物、优质蛋白质类食物、富含膳食纤维和维生素的新鲜蔬菜，并且采用健康的烹饪方式。

谷薯类不少于 50g

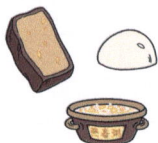

奶类 250mL，水煮鸡蛋 1 个

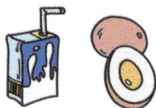

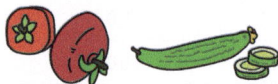

叶茎瓜茄类蔬菜 100g

首先，早餐中谷薯类主食的总量不能少于50g。淀粉类食物主要指富含碳水化合物的食物，推荐选择糖醇全麦面包、全麦馒头、燕麦、杂粮，以及红豆、绿豆、芸豆、豌豆等富含淀粉的豆类，偶尔可选择马铃薯、甘薯、山药、芋头等富含淀粉的薯类作为替换。这类富含碳水化合物的食物可以转化为葡萄糖，维持整个上午工作、学习的需要，能有效保证上午工作、学习的效率。

其次，早餐中蛋白质的质和量，以及各种氨基酸的比例，关系到人体各种蛋白质的合成与组织更新。推荐在早餐中加入奶类250mL、水煮鸡蛋1个，它们不仅能让早餐的营养更全面，还可延缓胃的排空速度，让早餐后的饱腹感持续更久。对于上午体力消耗较大，或经常出现饥饿感的糖尿病患者，还建议在早餐中加入1片（35g左右）酱牛肉。

再次，在早餐中加入一些叶茎瓜茄类蔬菜100g。例如，1个生的西红柿，或在全麦馒头、糖醇全麦面包里夹几片生的生菜、黄瓜。

最后，早餐中不能有油炸食品。油炸的烹饪方式不仅会使食物的营养成分遭到破坏，还会产生多种对健康有害的物质。油条、炸糕等油炸食品含有较多的脂肪，热量较高，要将这类食品从早餐中剔除。

工作午餐饮食建议

很多上班的糖尿病患者不具备回家吃午餐的条件，多通过单位食堂、外卖或附近饭馆解决午餐。大多数情况下，单位食堂、外卖或附近饭馆的餐食都不太符合糖尿病患者的餐食标准，很多都包含大量的精米白面，还高油、高盐，膳食结构很不合理，很容易导致一餐的脂肪、碳水化合物和盐超标，蛋白质、微量元素、某些矿物质和膳食纤维却远远不足。此外，精米白面会被很快地消化、吸收，导致餐后血糖大幅升高。还有些糖尿病患者工作时午餐时间不固定，不忙的时候早一点吃，忙的时候拖到下午再吃，甚至直接不吃，很不规律。以上这些都不利于血糖控制。

为了保证血糖平稳且营养均衡，建议糖尿病患者自带工作午餐。自带主食应"粗""细"搭配，适当选择全谷物和粗杂粮，如糙米、小米、燕麦、苦荞麦、全麦馒头、低GI面包等。自带肉类推荐瘦的猪肉、牛肉、羊肉，去皮的鸡肉、鸭肉等，尽量不带特别容易变质的鱼、虾。还可以带豆腐或无糖豆制品。绿叶蔬菜则要慎重携带，因为各种绿叶蔬菜中含有不同量的硝酸盐，烹饪过度或放置时间过长，这些硝酸盐就会被细菌还原成有毒的亚硝酸盐，长时间食用对健康不利。如果一定要带，建议将蔬菜炒至六七成熟，以降低微波炉加热进一步破坏其营养成分的程度。更建议去食堂、饭馆或通过外卖购买刚炒好的绿叶蔬菜，然后用白开水将过多的油、盐、糖涮掉再食用。

对于绝大多数糖尿病患者，每日工作午餐提供的能量为550~600kcal比较适宜。推荐的工作午餐：由40g大米、40g糙米和110mL水焖成的二米饭；300g叶茎瓜茄类蔬菜；75g瘦的猪肉、牛肉、羊肉或去皮的鸡肉、鸭肉（在保证食品安全的前提下，可将其替换成120g鱼、虾）；15g烹调油。

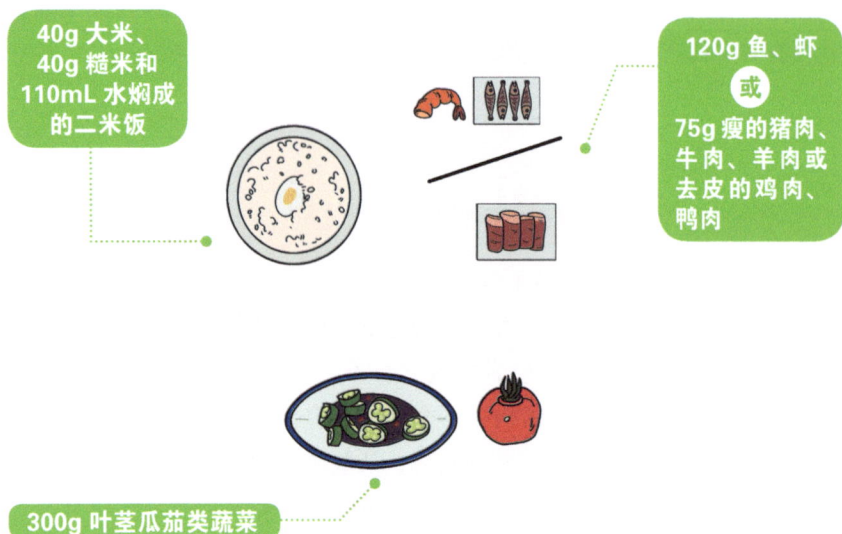

40g 大米、40g 糙米和110mL 水焖成的二米饭

120g 鱼、虾
或
75g 瘦的猪肉、牛肉、羊肉或去皮的鸡肉、鸭肉

300g 叶茎瓜茄类蔬菜

自带工作午餐的缺陷是经过一上午的时间，食物营养可能会流失，食物可能变质。因此，到单位以后，将自带的餐食马上放进冰箱或阴凉、通风的地方是非常必要的。

退休人员午餐饮食建议

这里的退休人员指老年糖尿病患者。他们与年轻糖尿病患者有许多不同，首先是代谢功能下降，常会感觉全身无力与疲劳，动作迟缓，记忆力减退，还可能并发其他慢性代谢性疾病；其次是体成分发生较大变化，骨组织内的矿物质逐渐减少，引发骨质疏松问题，骨折发生率明显提升；最后是器官功能退化，牙齿缺失，唾液、胃酸等消化液分泌减少，胃肠道蠕动缓慢、消化功能下降。饮食不当会导致老年糖尿病患者缺乏营养，身体机能进一步下降。因此，他们的午餐必需营养全面。

首先，午餐中的全谷物和粗粮在全天该类食物总量中的占比应较高，以免在晚餐时食用该类食物较多，给消化系统带去很大负担，影响休息。另需注意，老年糖尿病患者易出现胃肠道功能障碍及牙齿松动、脱落等情况，因此不适合食用单一粗杂粮或单一全谷物，应坚持"粗""细"搭配和粗粮细做的原则，其中粗杂粮主要为玉米面、燕麦等，细粮则主要为大米、小麦等。

其次，注意摄入脂肪含量低、蛋白质含量丰富的食物，如去皮鸡肉、鸭肉或新鲜的鱼、虾，这些食物饱和脂肪酸含量较少，又能保证日常的蛋白质需要，避免蛋白质摄入不足，使机体保持良好状态。不要因为咀嚼瘦肉费力而食用肥肉，摄入肥肉过多会大大增加心血管并发症的发生风险。另外，老年糖尿病患者应注重钙的摄入，以减缓骨质丢失速度，维持一定的骨密度，降低骨质疏松和骨折的发生风险。例如，可以在午餐中加入50g的豆腐，或者是25g的白豆干或豆腐丝（如制作豆腐炖鱼、虾仁豆腐），也可以在烹饪菜肴时加入奶类（如制作牛奶烩娃娃菜、奶酪焗蔬菜），以补充钙质。

再次，午餐中还需有不少于300g的叶茎瓜茄类蔬菜，其中，深色蔬菜不少于一半。新鲜蔬菜含有较多的矿物质、维生素、膳食纤维和植物活性物质，对老年糖尿病患者的健康极为有利。在食用油方面，建议多选择植物油（如橄榄油）来烹调食物。烹调食物时，尽量不用辣椒类调味品，因为辛辣食物会增强食欲，导致进食过量，引起血糖失控；如果因为味觉减退，想使用一些味道较重的调味品，可以选择醋、柠檬、花椒、胡椒等。另外，要注意减少糖分、盐分和烹调油的总摄入量。

最后，建议在午餐中加入蔬菜汤、蔬菜豆腐汤或蔬菜鸡蛋汤，以弥补可能会有的日常饮水不足，并且推荐先喝汤，再吃其他餐食。对老年糖尿病患者来说，足量饮水可以对肠道产生有益的刺激，改善便秘症状，促进顺利排便，防止由用力排便引起的心脑血管急性事件的发生。通常，他们的每日饮水量应为1500~1700mL。

还需要特别注意的是，老年糖尿病患者的消化功能下降，应在感觉七八分饱（就是没有饿的感觉）时就立刻停止进食，以免摄入能量大于身体消耗。

晚餐饮食建议

对糖尿病患者来说，晚餐时间和餐后所达到的饱腹程度很重要。首先，理想的晚餐时间通常距离睡觉至少3小时，这样可以保证睡觉时胃里食物残留不多，不会给夜间睡眠带来过大负担。例如，如果22点睡觉，那么晚餐不晚于19点。其次，晚餐吃到七分饱是比较合适的。七分饱指胃还没有觉得胀起来，没有负担感，但食欲已明显减弱，虽然还可以再吃几口，但如果此时把饭菜拿走，也不会觉得饿的状态。

就晚餐的内容而言，肉类应控制在50~75g，若替换为鱼虾，则应控制在80~120g。一定不能选择油腻的餐食。推荐清炖鸡、清蒸鱼、白灼虾等食物，这些食物不仅脂肪含量少，而且富含优质蛋白质。此外，早餐和午餐不方便吃到的食物很值得被加入晚餐。例如，对在外吃早餐和午餐的糖尿病患者来说，蔬菜、全谷物和豆类可能不容易吃到，应在晚餐时补足摄入量。

医 生 说

预防夜间低血糖。

注射胰岛素的糖尿病患者应监测睡前血糖，并根据结果调整晚餐和睡前加餐，以预防夜间低血糖的发生。夜间发生低血糖容易导致次日清晨发生反应性高血糖，而且如果未及时处理，还极易诱发心绞痛、心肌梗死、一过性脑缺血和脑梗死，甚至出现低血糖昏迷或死亡。有研究表明，在睡前血糖小于 5.6mmol/L 时，夜间更容易出现低血糖。因此，睡前血糖监测至关重要，若血糖较低，应进行适量的睡前加餐。推荐将晚餐主食的三分之一留在睡前吃。

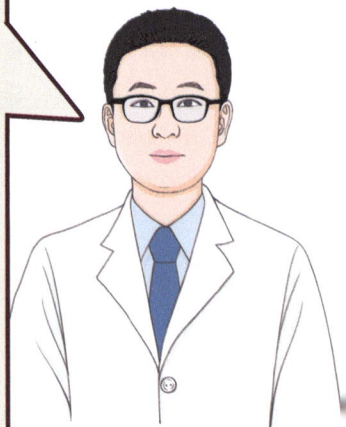

加餐有时不可少，方法对了益处多

对糖尿病患者来说，合理的加餐不仅可以避免正餐进食量过多导致的胰腺的负担加重、餐后血糖迅速升高，还能避免两餐之间或是夜间发生低血糖。下述4类人群，一定要学会正确加餐。

1.服用降糖药物，血糖有波动（特别是容易发生餐前或夜间低血糖）的糖尿病患者。

2.每天进行中高强度运动的糖尿病患者。

3.妊娠糖尿病患者。

4.处于生长发育期的儿童、青少年糖尿病患者。

此外，对于平时没有加餐需求的患者，遇到无法按时吃正餐的情况，如长时间乘坐交通工具、参加情绪会大起大落的社交活动或长时间加班时，也应进行合理加餐，预防低血糖的发生。

合理加餐应注意以下几方面。

1.时间应在两餐之间，即上午9点至10点、下午3点至4点和晚上睡前1小时的时候。

2.加餐是一日三餐外的营养补充，其能量应计入全天能量摄入之中。如果加了餐，就需要相应地减少正餐的摄入量，一般以减少主食的量为宜，可从正餐中匀出25~50g的主食，等量替换为加餐食物。

3.加餐时建议选择全谷物、粗粮、叶茎瓜茄类蔬菜、柑橘类水果、原味坚果或牛奶。

此处按下述4类，做加餐食物及其量的推荐。

碳水化合物类

杂粮面包、糖醇全麦面包、低GI面包和低GI饼干等，这些食物适合所有的糖尿病患者，尤其是中老年糖尿病患者。推荐量为25~50g。

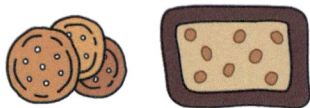

蛋白质类

蛋白质类食物非常适合处于生长发育期的儿童、青少年糖尿病患者和妊娠糖尿病患者。每次加餐可以选择1个鸡蛋、1盒牛奶（约250mL）、100g豆腐或50克g白豆干（豆腐丝）。

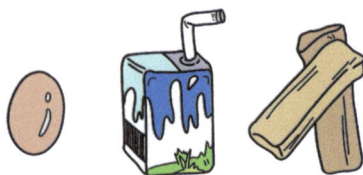

脂肪类

脂肪类主要包含核桃、杏仁、花生等坚果类食品。但加餐的同时一定要减少烹调油的用量，例如，如果加餐吃了15g左右的坚果，就要相应地减少10g烹调油。

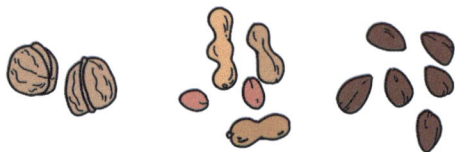

蔬果类

蔬菜可以选西红柿、瓜菜类（黄瓜、苦瓜等），每次摄入250g左右。水果要选对血糖影响小的，如柚子、橙子、橘子等柑橘类水果，或苹果等。对血糖波动影响大的，如热带水果（菠萝、芒果、荔枝、香蕉等），不建议作为加餐。

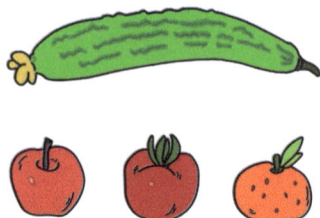

外出聚餐这样做，平稳血糖无负担

外出聚餐时，一餐的时间通常会比较长，这会使糖尿病患者不自觉地增加食物摄入量，导致进食过多。此外，饭馆的菜肴里可能会加入大量的调味料，例如，西红柿炒鸡蛋中可能会加入大量白糖。这很可能导致一天摄入的能量，以及油、盐超标，对控制血糖不利。因此，建议糖尿病患者主动减少外出聚餐的次数。

如果确有外出聚餐的需要，那么建议糖尿病患者遵循以下原则。

使用合理的进餐顺序

使用以下进餐顺序：先吃升糖幅度较小的食物，后吃升糖幅度较大的食物，从而延缓葡萄糖进入血液的速度，使血糖平稳。具体来说，建议先吃一碗少油烹调的叶茎瓜茄类蔬菜，再一口菜肴配一口主食。菜肴可选择清蒸鱼、白灼虾、瘦猪肉（或牛肉、羊肉）、豆制品；主食可选择含全谷物或粗杂粮的米饭。

细嚼慢咽

一大口菜肴配一小口主食，细嚼慢咽，这样血糖的波动会比大口吃主食、小口吃菜肴时小得多。

合理搭配

使用大量蔬菜、少量鱼虾肉和一碗主食的饮食搭配，这样血糖的波动会比少量蔬菜、不吃鱼肉、以主食为主的饮食搭配小得多。

避免油、盐、糖含量过高

尽量避免食用油、盐、糖含量比较高的菜肴。如无法避免，可用白开水涮掉大部分的油、盐、糖后再食用。

学看食品标签，选择更适合自己的

糖尿病患者在购买预包装食品时，一定要关注食品标签，重点是配料表和营养成分表。

配料表

配料表中原料的排序一般遵循"用料量递减"的原则，即排在最前面的原料在食品中的用量最多，以此类推。糖尿病患者需要警惕配料表中"糖"的排位，还要注意有没有额外添加的盐。

营养成分表

营养成分表采用"1+4"的模式，其中"1"为能量，"4"为蛋白质、脂肪、碳水化合物和钠这四项人体必需的核心营养素。营养成分表会标出每100g食品包含的上述5项的量，以及它们的营养素参考值（Nutrient Reference Values, NRV）。NRV代表摄入100 g该种食品所获得的对应营养素所占健康成年人一天应摄入的对应营养素的百分比。

例如，某种含糖饮料的营养成分表上标注，每100mL的该种饮料中碳水化合物（糖）含量为5.1g，NRV为2%，那么，喝下100mL该种饮料，大概能够获得一个健康成年人一天所需碳水化合物的2%。因此，营养成分表能帮助糖尿病患者在食用预包装食品时，快速判断自己摄入的营养素是否足够或超标。

营养成分表		
项目	每100mL	NRV%
能量	200kJ	2%
脂肪	3.6g	6%
蛋白质	1.4g	2%
碳水化合物	5.1g	2%
钠	58mg	3%

糖尿病患者在看配料表和营养成分表时，应重点关注：脂肪、糖、盐。不买、不吃高脂、高糖、高盐食品，尽量选择低脂、低糖、低盐食品。对于同类型食品，尽量选择蛋白质含量高、钠含量低、添加糖少或不添加糖、能量和脂肪相对较低、不含反式脂肪酸的食品。同时糖尿病患者还应关注食品包装上标注的营养声称，尽量选择标有高钙、低脂、无糖、减盐（钠）、多添加膳食纤维等信息的食品。

营养成分含量声称的要求

营养素	含量	分类
矿物质	每 100g 中 ≥ 30% NRV 每 100mL 中 ≥ 15% NRV 或 每 420kJ 中 ≥ 10% NRV	高某种矿物质 （例：高钙）
脂肪	≤ 3g/100g（固体）；≤ 1.5g/100mL（液体）	低脂肪
碳水化合物（糖）	≤ 0.5g/100g（固体）或 100mL（液体）	无糖或不含糖
钠（盐）	≤ 120mg/100g 或 100mL	减盐
膳食纤维	≥ 6g/100g（固体） ≥ 3g/100mL（液体）或 ≥ 3g/420kJ	多添加膳食纤维

参考文献

[1] 中华医学会糖尿病学分会. 中国 2 型糖尿病防治指南（2020 年版）[J]. 中华糖尿病杂志, 2021, 13(4): 317-411.

[2] 中华医学会糖尿病学分会. 中国糖尿病运动治疗指南 [M]. 北京：中华医学电子音像出版社, 2012.

[3] 孙子林, 刘莉莉. 2010 年美国运动医学会 / 美国糖尿病学会糖尿病运动指南解读 [J]. 中国医学前沿杂志（电子版）, 2011, 3(4): 15-18.

[4] 国家老年医学中心, 中华医学会糖尿病学分会, 中国体育科学学会中国. 2 型糖尿病运动治疗指南（2024 版）[J]. 中国运动医学杂志, 2024, 43(6): 419-452.

[5] KANALEY J A, COLBERG S R, CORCORAN M H, et al. Exercise/Physical Activity in Individuals with Type 2 Diabetes: A Consensus Statement from the American College of Sports Medicine[J]. Medicine & Science in Sports & Exercise, 2022, 54(2): 353-368.

[6] ELSAYED N A, ALEPPO G, ARODA V R, et al. Facilitating Positive Health Behaviors and Well-being to Improve Health Outcomes: Standards of Care in Diabetes-2023 [J]. Diabetes Care, 2023, 46(1): 68-96.

[7] 中国营养学会. 中国居民膳食指南（2022）[M]. 北京：人民卫生出版社, 2022.

[8] 胡雯. 医疗膳食学 [M]. 北京：人民卫生出版社, 2017.

[9] 迟家敏. 实用糖尿病学：第 4 版 [M]. 北京：人民卫生出版社, 2015.

[10] 杨月欣. 食物血糖生成指数 [M]. 北京：北京大学医学出版社, 2004.

[11] 陈伟, 江华, 陶晔璇, 等. 2010 年中国糖尿病医学营养治疗指南的建立与解读 [J]. 中国医学前沿杂志（电子版）, 2011, 3(4): 28-30.